Dʀ P. HERTZ

de la Faculté de Médecine de l'Université de Nancy

DES

NÆVI VASCULAIRES

et de leur Traitement

En particulier

PAR LA PHOTOTHÉRAPIE

NANCY

IMPRIMERIE L. BERTRAND

—

1912

Dr P. HERTZ

de la Faculté de Médecine de l'Université de Nancy

DES

NÆVI VASCULAIRES

et de leur Traitement

En particulier

PAR LA PHOTOTHÉRAPIE

NANCY

IMPRIMERIE L. BERTRAND

—

1912

A MES PARENTS

Faible preuve de mon amour filial

DES NÆVI VASCULAIRES
ET DE LEUR TRAITEMENT
En particulier par la Photothérapie

AVANT-PROPOS

A la fin de l'année scolaire 1909-1910, M. le professeur
HOCHE a bien voulu s'intéresser à la difformité dont nous
sommes atteinte sur la joue droite. Ayant justement guéri
une dame de la même affection, par l'application de la
lampe de quartz, M. le professeur HOCHE a eu l'amabilité de nous en faire part et nous a généreusement offert
son expérience et son temps si précieux. Il a commencé à
nous traiter avec un véritable dévouement, dont il nous
est presque impossible de lui exprimer notre vive et profonde reconnaissance.

Maître dévoué, il s'efforça toujours de nous renseigner
et de nous expliquer, avec une indulgence et une patience
vraiment surprenantes, les différentes difficultés de l'anatomie pathologique, science à la fois si compliquée et si
indispensable au praticien. Médecin distingué, il nous a
montré pendant tout le temps de notre traitement une

générosité et une bienveillance qui nous ont profondément émue. Malheureusement, il nous est impossible de prolonger notre séjour en France et nous sommes obligée, avec grand regret, pour le moment du moins, d'interrompre le traitement dont nous avons déjà eu l'occasion d'admîrer le résultat merveilleux chez une dame traitée par M. le professeur Hoche, dont nous indiquerons l'observation et le résultat si heureux, dans le chapitre traitement.

Sur nous-même, nous pûmes seulement apprécier l'atténuation dans la coloration de notre nævus, car les conditions dans lesquelles nous avons entrepris notre traitement, comme étudiante, par conséquent ne pouvant disposer que de quelques jours par trimestre, étaient moins favorables parce qu'insuffisantes, pour pouvoir obtenir le même résultat, d'autant plus que notre nævus est plus profondément situé dans l'épaisseur du derme que dans les cas ci-après relatés.

Nous avons prié notre Maître, M. le professeur Hoche, de bien vouloir nous confier ce sujet de thèse, qui nous intéresse d'autant plus que nous sommes malheureusement, nous-même, atteinte de cette affreuse anomalie et que l'étude de cette question nous permettra d'être au courant des différents traitements, dont plus tard nous espérons choisir et appliquer le plus avantageux, c'est-à-dire celui qui donnera le meilleur résultat avec le moins de cicatrices. Il nous semble que l'application de la lampe de quartz atteint ce but.

Notre Maître nous a conseillé de traiter cette question plutôt au point de vue théorique, question si intéressante, mais qui, comme nous le verrons ensuite, n'est pas encore tranchée; c'était même notre grand désir; malheureusement, les conditions personnelles ne nous permettent pas de réaliser notre désir, en nous obligeant de finir nos études cette année. C'est pour cela que nous avons envisagé cette question seulement au point de vue clinique.

Nous prions donc M. le professeur Hoche de croire en notre profonde gratitude, en notre inaltérable dévouement, et d'accueillir nos humbles mais sincères remerciements.

Le bon accueil que notre cher Maître nous a témoigné ne s'effacera jamais de notre mémoire.

INTRODUCTION

Après une définition des nævi en général, nous nous efforcerons de donner une classification pour faciliter cette question si vaste et si compliquée. Nous donnerons une rapide étiologie et pathogénie des nævi en général.

Etant donné que le but de notre travail est d'exposer les différents traitements des nævi vasculaires plans, nous nous arrêterons sur les hémangiomes; nous exposerons rapidement leur anatomie pathologique. Ensuite viendra le chapitre des différents traitements, les observations et les conclusions.

Mais avant d'aborder cette question, nous sommes heureuse de pouvoir profiter de cette bonne et vieille coutume de pouvoir exprimer à la fin de nos études, à nos Maîtres éminents, l'hommage bien respectueux de notre profonde reconnaissance.

C'est pour nous un devoir bien doux de remercier tout particulièrement M. le professeur SPILLMANN, pour la bienveillance qu'il nous a témoignée pendant les longues années de stage médical, dans son service, où nous pûmes apprécier et goûter l'enseignement du maître éminent, de l'observateur et clinicien raffiné.

Pendant trois trimestres, nous suivîmes assidûment le service de M. le professeur ROHMER; ce maître dévoué s'efforça toujours, dans son enseignement auprès du malade, d'être à la fois théorique et pratique. Grâce à sa parole qui charme en instruisant, nous apprîmes à discuter un diagnostic en ophtalmologie. Qu'il reçoive donc ici nos modestes remerciements.

A M. le professeur HAUSHALTER, nous offrons l'expression de notre profonde gratitude; nous lui serons toujours reconnaissante de son enseignement si éclairé, que nous avons suivi dans nos deux dernières années d'études. Il nous a appris l'art si difficile, si délicat et si captivant à la fois, de soigner un enfant malade.

Que MM. les professeurs GROSS, WEISS, HERRGOTT, FRŒLICH, SENCERT, RICHON et FRUHINSHOLTZ, qui nous ont prodigué les enseignements de leur haute expérience, reçoivent l'expression de notre vive gratitude.

Nous adressons un excellent souvenir aux camarades que nous avons rencontrés au cours de nos études et qui nous ont donné des preuves de la plus parfaite courtoisie.

Nous remercions tout particuliêrement notre amie et compatriote la doctoresse WOLODNOWICZ, qui nous a aidée dans la traduction des textes allemands.

De même, nous n'oublierons jamais le service que nous a rendu notre camarade et ami, le docteur MORLOT, grâce au concours duquel nous avons pu nous exprimer correctement en langue française.

CHAPITRE PREMIER

Définition et Classification

Le mot « nævus », en latin, veut dire tache. Les difformités extérieures ont de tout temps vivement préoccupé le public et les médecins. On croyait que l'imagination avait une influence sur la conformation du fœtus et que la frayeur, les envies non satisfaites, les terreurs, et bien d'autres causes, pouvaient se transmettre au fœtus. Aujourd'hui même, la croyance populaire rattache encore les nævi aux émotions éprouvées pendant la grossesse. Ainsi explique-t-elle la production des nævi vasculaires lisses, comme suite d'une frayeur dans un incendie, et le siège du nævus est juste à l'endroit où la mère, pendant cette frayeur, aurait porté sa main. Une autre croyance, non moins fantaisiste, attribue leur origine aux perversions du goût, si fréquentes au début de la grossesse, d'où le nom vulgaire, du moins en France, d' « envies ».

Nous fûmes frappée de ce fait, que toutes ces idées, plus ou moins fantaisistes, régnaient même parmi les médecins; il faut arriver au commencement du XIXe siècle pour avoir une étude scientifique de cette question. Nous avons compris, en étudiant notre sujet, qu'il n'en pouvait pas être autrement, car, comme nous le verrons tout à l'heure, l'étude des nævi est intimement liée aux recherches anatomo-pathologiques.

Au point de vue scientifique, on désigne sous le nom de nævus, toute altération congénitale circonscrite de la structure ou de la couleur de la peau, quelles que soient leur forme, leur nature et leur étendue.

Cette dénomination est suffisamment large pour pouvoir englober dans le même cadre les différents nævi comme, par exemple, les nævi vasculaires plans, les nævi verruqueux durs ou les nævi molluscoïdes, etc.

On s'efforça, dès le début de leur étude scientifique, de classer les nævi d'après leur nature anatomique.

Ainsi Rayer, en 1835, les divise en trois groupes :

1° Les nævi vasculaires ; 2° les nævi pigmentaires; 3° les nævi verruqueux, classification qui diffère peu de la classification moderne, qui s'est seulement élargie, grâce aux progrès de l'histologie pathologique, par l'admission dans cette famille d'un certain nombre d'affections nouvellement décrites, qui se différencient par leur structure anatomique des nævi, tant pigmentés que vasculaires, mais que leur origine et leur nature devaient faire rattacher aux difformités cutanées circonscrites.

Pour donner une idée nette sur l'ensemble de cette famille, nous avons emprunté une classification dans la pratique dermatologique, chez Rist.

1° Il classe à part les nævi pigmenteux lisses vrais, nævi spilli, difformité caractérisée par une distribution anormale de pigment sans caractère néoplasique.

Le deuxième groupe est un ensemble assez hétérogène, que Rist propose d'embrasser provisoirement sous le nom de nævi tubéreux mous non vasculaires. L'ensemble de ce groupe est assez hétérogène ; on y trouve les nævi verruqueux mous, considérés, d'après Unna, comme dus à un dépôt dans les couches superficielles du derme, de cellules épithéliales devenúes atypiques, le plus souvent d'origine embryonnaire. Ce sont les nævi pigmentaires saillants, et les nævi pilaires et keratopilaires.

Les nævi molluscoïdes sont des tumeurs fibreuses cutanées et se subdivisent en molluscum pendulum, fibroma moluscum et molluscum lipomatode.

Viennent ensuite les nævi verruqueux durs, proliférations épithéliales ayant conservé leur situation épidermique et par conséquent leur structure cornée : nævi kerato-dermique, ichtyoses partielles.

La dernière subdivision de ce groupe, qui est très chargé, comprend les nævi adénomateux, nævi adénomateux sébacés, syringo-cyotadénomes, kystes dermoïdes (loupes).

Le troisième groupe a conservé une individualité homogène ; c'est, d'un côté, les lymphangiomes, et d'autre côté, les hémangiomes qui, eux-mêmes, se subdivisent en nævi vasculaires lisses ou plans, en nævi telangiectasiques stellaires et ponctués, et enfin en angiomes tubéreux.

Voici le tableau résumé de ces altérations cutanées :

I. *Nævi pigmentaires purs*

II. *Nævi tubéreux non vasculaires*

a) **Nævi verruqueux mous** . { Nævi pigmentaires, stellaires.
Nævi pillaires.

b) **Nœvi molluscoïdes** .... { Molluscum pendulum, fibroma molluscum.
Molluscum lipomatodes.

c) **Nævi verruqueux durs** . { Nævi kératodermiques.
Ichtyose partielle, acrokératose, etc...

d) **Nævi adénomateux** .... { Nævi adénomateux sébacés.
Syryngo cystadénomes.
Kystes dermoïdes.

III. *Nævi vasculaires*

a) **Hémangiomes** .... { Nævi vasculaires lisses.
Nævi télangiectasiques.
Nævi vasculaires tubéreux.

b) **Lymphangiomes.**

Etant donné l'ensemble si vaste des nævi, nous tâcherons de voir quelles sont leur origine et leur pathogénie.

CHAPITRE II

Etiologie et Pathogénie

A l'heure qu'il est, il est difficile de se prononcer positivement sur l'origine des nævi. On a incriminé l'origine héréditaire dans l'étiologie des nævi; elle ne se manifestera pas nécessairement d'une manière équivoque, mais par la prédisposition aux difformités cutanées en général, qui se transmet.

On a voulu, avec Hardy, voir les nævi comme des stigmates de dégénérescence, en se basant sur les observations faites par Hardy, d'après qui les nævi nombreux ou volumineux se rencontreraient souvent chez des sujets présentant quelques autres difformités congénitales, ou quelque arrêt de développement, comme : bec de lièvre, hydrocéphalie, spina-bifida, épilepsie, etc.

Les opinions sont très partagées en ce qui concerne leur mécanisme plus intime.

Avec Wirchow, qui a remarqué la prédilection des nævi vasculaires sanguins à la tête et à la face, au pourtour des orifices naturels, qui sont les restes des fentes branchiales, on a incriminé l'apparition des nævi aux

dépens de ces fentes branchiales, très riches en vaisseaux ;
une légère irritation suffirait pour produire une hypertro-
phie vasculaire au niveau des bords de ces fentes, hyper-
trophie apparente dès la naissance ou qui se montre plus
tard. Wirchow les appela angiomes fissurales. Mais la
théorie de Wirchow n'explique pas l'apparition des nævi sur les autres parties du corps.

Bockel, les attribue aux violences auxquelles la tête
est soumise pendant l'accouchement ; il se base, dans cette
hypothèse, sur ce que beaucoup d'angiomes qui survien-
nent chez les adultes ont succédé à des traumatismes.

Besnier se demande si on ne doit pas incriminer la compression, pendant la vie intra-utérine, contre le bassin
maternel ; il a observé souvent la coïncidence des nævi
étendus aux parties diamétralement opposées, ainsi : occiput et front, omoplates et sternum, etc., parties particulièrement exposées à être comprimées.

Rist admet, pour le mécanisme plus intime de leur
formation, la possibilité d'une hyperhémie paralytique
consécutive à une anémie de compression.

Parmi ces différentes théories, c'est la théorie nerveuse
qui est la plus intéressante.

C'est Barensprung, le premier, qui attira l'attention
sur certains nævi, qu'il appelle « unius lateris » et dont
il a identifié le siège avec le territoire de certains nerfs
cutanés ; il attribua leur origine à une altération intra-
utérine des *ganglions spinaux* du fœtus.

Gerhardt, Simon, Houtchinson partagent son avis.
D'après ces auteurs, la lésion siège dans les ganglions
spinaux et elle se transmet à la peau par l'intermédiaire
des nerfs cutanés, qui aboutissent aux ganglions.

Pitres et Vaillard ont émis une autre théorie : celle de la *névrite périphérique;* d'après eux, l'altération constante est la névrite périphérique, qui, seule, peut parfaitement déterminer le trouble trophique cutané, et les altérations des ganglions ne seraient que secondaires et consécutives à l'inflammation des nerfs périphériques.

Au lieu de chercher l'altération dans les ganglions spinaux et dans les nerfs périphériques, Lelong, dans sa thèse très intéressante, émet une autre hypothèse, qui consisterait plutôt, d'après lui, dans une malformation médullaire. Malheureusement, toutes ces théories sont basées sur les observations et constatations faites pour le zona, affection qui ne nous semble pas assez analogue pour pouvoir tirer des conclusions pour les nævi, étant donné que le zona est une affection qui frappe un individu dont les cellules sont adultes, tandis que le nævi est une affection congénitale, ou qui se montre tout de suite après la naissance.

Pour pouvoir accepter une de ces nombreuses hypothèses, il aurait fallu faire des autopsies des næviques, ce qui n'a pas été fait, et malheureusement l'anatomie pathologique n'a pas encore pu vérifier ces théories sur le terrain propre des nævi.

Il nous est inutile de donner l'anatomie pathologique de toutes ces affections si diverses, étant donné que nous nous intéressons spécialement aux nævi vasculaires; nous profitons donc de ce fait que ce groupe est parfaitement indépendant des autres, pour ne décrire que l'anatomie pathologique d'hémangiomes, en précédant cette étude d'une courte étiologie de ces derniers.

CHAPITRE III

L'Hémangiome

Sous ce nom, on comprend les nævi vasculaires sanguins qui, d'après leur forme, leur siège et leur structure histiologique, ont reçu les différentes appellations de : nævi vasculaires plans, télangiectasie, nævi tubéreux.

Le *nævus vasculaire plan* est celui qui possède le plus de synonymes; on l'appelle : angiome simple de Wirchow, nævus maternis, nævus simplex, nævus flammeux, tache vineuse, télangiectasie congénitale, tache de feu, tache de vin, télangiectasie plexiforme de Billroh, porte-vein mark « clarck stain », feuremal, gefæsmal, etc.

Il est constitué par une vascularisation anormale des téguments, congénitale ou développée pendant les premiers mois de la naissance. Le nævus vasculaire plan apparaît sous forme d'une plaque arrondie ou irrégulière, sans aucune saillie, au-dessus du niveau de la peau. Sa couleur présente des teintes très variables : rouge clair, rouge sombre, violacée, bleuâtre ou noirâtre. Les nævi ont la propriété de pâlir quand on les comprime; mais aussitôt que la pression cesse, ils reprennent leur couleur primitive. Sous l'influence des émotions morales vives, des efforts, des congestions actives ou passives, des cris, du froid, la coloration du nævus devient plus forte; de même, la menstruation et la grossesse en exagèrent la teinte.

Leur siège de prédilection est la région céphalique, surtout l'occiput, le front, les paupières, les ailes du nez, les lèvres, les joues, où ils peuvent former des nappes étendues. Au niveau de l'orifice buccal, ils empiètent sur la muqueuse. Les nævi peuvent aussi siéger sur les autres parties du corps.

Leurs dimensions sont variables, depuis celle d'une tête d'épingle, jusqu'à celles de nappes tellement larges qu'ils peuvent occuper, comme le cas d'ailleurs se présente chez nous, la moitié du visage.

Habituellement, ces difformités sont permanentes, mais elles peuvent cependant disparaître entièrement, soit par oblitération lente des vaisseaux pendant les premières années de la vie, laissant à leur place une tache blanche luisante, cicatricielle ou pigmentée, soit par formation, au niveau du nævus, d'un tissu lipomateux tout à fait hétéroplastique, qui aboutit à la production d'un lipome plan à peine perceptible à la vue (angiome lipogène). D'autres fois, au contraire, elles s'accroissent très rapidement, forment de véritables tumeurs vasculaires turgescentes, qui s'étendent en surface et en profondeur, se propagent vers les tissus sous-jacents, pannicule adipeux, muscles, gaines nerveuses qu'elles usent ou refoulent. Les nævi musculaires plans changent alors de caractère anatomique et clinique, et d'affections bénignes, se transforment en tumeurs malignes, qui font dégénérer les muscles et les nerfs; ils arrivent même à user et détruire les os. Ces cas sont excessivement rares, et, comme le fait remarquer Borst, on a alors affaire à une association avec le sarcome. Cet auteur a observé, dans les cavernomyomes du cornet nasal et dans le corps caverneux, le développement de la tumeur caverneuse. Rindfleisch, à ce sujet, relate un cas où il a vu des tumeurs caverneuses unies au sarcome mélanique d'une façon telle que dans les travées et les septa de la tumeur, on voyait des nœuds pigmentés développés aux dépens du sarcome.

A côté de ces formes congénitales des nævi, il faut citer les télangiectasies, affections acquises à l'âge adulte ou sénile, qui se caractérisent par une dilatation simple des vaisseaux, dont la structure histologique se différencie tout à fait des formes congénitales.

Voyons la *structure anatomique* de l'angiome; elle est de forme très simple ou très compliquée. Les angiomes simples, qui ne présentent pas de proéminence, sont constitués par exagération de petits vaisseaux sanguins dilatés. Tous les auteurs ne sont pas du même avis à ce sujet.

Rindfleisch et Borst voient plutôt un état hypertrophique seul, sans néoformation.

Thomas explique la néoformation par des principes histo-chimiques; d'après lui, la pression sanguine gênée produit cette néoformation. Le siège est dans le corps papillaire. Les veines, au lieu de se transformer en canaux capillaires, en passant de l'hypoderme dans le derme, conserveraient, d'après Rist, au contraire, une lumière large, irrégulière et des parois aussi épaissies que celles des petites veines sous-cutanées.

Seulement, au corps papillaire, les parois capillaires se trouvent constituées par une simple couche endothéliale, se laissant facilement distendre et produisant une dilatation verruqueuse irrégulière. Les veines du derme, aussi augmentées dans leur largeur et leur trajet, deviennent plus sinueuses que d'ordinaire. La paroi de ces vaisseaux, dilatée, est très pauvre en élastique.

Quant à la peau, elle-même ne présente souvent pas de changement visible, ou bien semble être très amincie, très molle et plus délicate. Autrefois, on a divisé les nævi en artériels et veineux, selon leur teinte plus ou moins claire ; aujourd'hui, il est plutôt admis que les nævi sont surtout des néoplasies entièrement veineuses, et que les différences de nuances doivent être rapportées soit à la situation plus ou moins superficielle du nævus, soit à des conditions de circulation spéciale.

D'après Unna, la circulation du sang dans les nævi est généralement accélérée à cause de la moindre résistance des capillaires veineux dilatés. Grâce à cette accélération de la circulation sanguine, la coloration du nævus serait plutôt artérielle ; mais s'il existe des obstacles s'opposant au retour du sang, le nævus présenterait une coloration bleuâtre, surtout au niveau des membres inférieurs et des organes génitaux, où la circulation veineuse éprouve une gêne physiologique.

Cet accroissement et cette prolifération vasculaire sont moins marqués dans les nævi vasculaires lisses que dans les autres.

Déjà, dans les angiomes les plus simples, on est frappé par une production du tissu conjonctif jeune autour de la tunique adventice, production qui détermine les principales différences dans la structure histologique des angiomes ; à un degré plus avancé, on a observé un pelotonnement vasculaire provenant de ramifications primaires et secondaires contournées et enroulées sur elles-mêmes.

C'est Rindfleisch et Billroth qui attirent l'attention sur la division de ces angiomes en fins lobules isolés, grains de Porta ; d'après ces auteurs, les divers vaisseaux destinés aux glandes sudoripares, aux utricules graisseux, glandes sébacées et follicules pileux sont pris isolément. Il se produit une sorte de métamorphose formant des épaississements fibro-cellulaires et des dilatations de vaisseaux liées à un accroissement en longueur.

L'épaississement des vaisseaux dans l'angiome est provoqué accidentellement par une prolifération de l'endothélium, qui présente souvent, en plusieurs séries, placées les unes sur les autres, des cellules épithéliales extraordinairement succulentes. La ressemblance de l'endothélium des vaisseaux sanguins avec l'épithélium a rendu l'erreur possible entre les capillaires hypertrophiés et les canalicules des glandes sudoripares.

Le moment où la dilatation des capillaires se produit n'est pas évident, car les capillaires, fortement épaissis, par la prolifération endothéliale, se voient sous un aspect aplati. Les cellules endothéliales hypertrophiées voisines font des saillies bosselées dans la lumière des capillaires, les autres couches cellulaires se poussent les unes sur les autres, très serrées. La coupe transversale de la lumière apparaît sous forme d'une fente ; elle est ronde dans les vaisseaux non rétractés.

L'angiome hypertrophique de Ziegler se distingue de l'angiome simple par une prolifération excessive et une

2

modification particulièrement frappante et progressive des parois vasculaires et surtout de l'endothélium.

Dans les grandes tumeurs vasculaires, outre les vaisseaux dilatés communiquant entre eux et donnant à la coupe un aspect criblé, on observe encore une prolifération excessive du tissu conjonctif jeune, gélatineux, qui est très développé dans les tumeurs caverneuses, dont la structure histologique ressemble beaucoup à des corps caverneux.

Cette tumeur est constituée par une charpente de travées conjonctives, très riches en fibres élastiques, la limitant de toutes parts et envoyant dans son intérieur un certain nombre de cloisons primaires ou secondaires divisant la tumeur en un grand nombre de loges de grandeurs différentes. Ces loges contiennent du sang et sont en communication, les unes avec les gros vaisseaux, les autres avec les parties voisines, de sorte qu'il y a un courant sanguin dans la tumeur, qui se fait grâce aux fibres élastiques de la charpente qui le favorise. On peut comparer la tumeur à une éponge.

Il y a divergence d'opinions sur le mécanisme de la formation de ces tumeurs.

Les uns, comme Rohitainsky, Fleisch, pensent que la tumeur caverneuse provient de vaisseaux cutanés préexistants.

Von Reklinghausen, Esmark et Hansen sont d'avis que ces tumeurs se développent aux dépens des veines auxquelles elles se rattachent.

Borst et d'autres font provenir les tumeurs caverneuses des capillaires et croient que, par suite, les espaces caverneux sont compris entre les artères et les veines.

Virchow, au contraire, les considère comme complètement indépendantes des vaisseaux, avec lesquels elles ne communiqueraient que consécutivement. C'est d'une néoformation que proviendraient ces tumeurs; il pense qu'autour des tumeurs caverneuses il se produit une excitation continuelle, qui favorise les tissus voisins à former du tissu granuleux et vasculaire. Dans les vaisseaux jeunes, le sang provenant des vaisseaux anciens les distend de plus en plus et leur fait prendre ainsi une forme sinueuse, tordue et serpentine; le tissu conjonctif disparaît ensuite par atrophie, et les vaisseaux sanguins se réunissent par disparition de leurs parois.

Ribbert regarde aussi la formation des angiomes comme une néoformation; seulement elle remonte, d'après lui, à l'origine même du développement, où, par une perturbation quelconque, une branche indépendante des vaisseaux se développa à l'aide du tissu conjonctif du voisinage. Cette opinion, Ribbert l'appuie par les expériences qu'il a faites. Les injections lui ont montré que, entre les vaisseaux d'angiomes caverneux et les capillaires du voisinage, il n'y a pas de continuation, sauf dans la partie inférieure de la tumeur, où il a observé des vaisseaux de grand calibre efférents et afférents.

Borst n'admet pas l'avis de Ribbert. D'après lui, les injections faites dans la peau normale même, montrent quelques anastomoses entre les territoires vasculaires.

Il accepte l'opinion de Rindfleisch, qui regarde le cavernôme de la peau comme une néoformation des vaisseaux et son élargissement comme un stade secondaire.

Quoi qu'il en soit, il y a une relation entre les nævi vasculaires plans et les tumeurs caverneuses, en ce sens

que, dans l'un et l'autre cas, il y a d'abord un épaississement de la paroi par place; seulement, dans les nævi
vasculaires plans, les vaisseaux sont agrandis en longueur et élargis dans leur lumière, tandis que, dans les
tumeurs caverneuses, au contraire, les vaisseaux sont
soumis aux tiraillements du tissu conjonctif qui, adapté
longtemps au courant sanguin, se rétracte et laisse se produire un élargissement de la lumière des vaisseaux. On
peut voir quelquefois des nævi qui, dans le tissu cutané,
présentent des caractères télangiectasiques et, dans le tissu
adipeux, se montrent comme tumeur caverneuse.

Wirchow admet aussi cette transformation du nævus
télangiectasique en tumeur caverneuse.

L'ensemble de cette étude nous montre que la question
de la structure des nævi, de même que son origine artérielle ou veineuse, n'est en somme pas encore tranchée;
car nous avons vu les différences d'opinions des auteurs
sur ce sujet, et aucun fait positif ne nous permet de dire
quelle hypothèse doit prévaloir. Nous ignorons jusqu'à
maintenant par quel mécanisme ils se produisent, quelle
est la raison de leur disparition brusque dans certains
cas, après la naissance, tandis que dans les autres, où ils
persistent indéfiniment sans aucune modification, ils se
transforment en nævi caverneux, même en tumeurs érectiles.

Cette question, si difficile à résoudre, le devient encore
d'autant plus que l'on ne peut pas se guider sur les recherches anatomiques ou pathogéniques, étant donné que
ces affections sont le plus souvent localisées à la face, et
qu'il est délicat de prélever sur un vivant un morceau de
la peau pour une étude histologique, de même sur le ca-

davre, à moins que le hasard ne permette de rencontrer un tel cas sur un vagabond, dont le corps est abandonné. Les affections næviques, quoique assez fréquentes, sont encore assez rares pour ne pas être ainsi dans des conditions favorables.

Etant donné l'incertitude qui règne sur l'affection elle-même, nous comprenons que la thérapeutique de ces lésions de la peau, malgré ses nombreux moyens, soit encore assez empirique.

Dans le chapitre suivant, nous allons passer en revue les différents modes de traitements qui ont été employés et nous insisterons particulièrement sur le traitement photothérapique qui, comme nous le verrons, réalise le mieux le but curatif du nævus qui, en somme, est une lésion vasculaire quelle que soit sa nature exacte; il semble donc nécessaire de détruire les vaisseaux dilatés, ou pour le mieux d'obtenir leur oblitération par un processus oblitérant quelconque. L'idéal serait d'obtenir cette oblitération, tout en conservant l'intégrité du tégument.

CHAPITRE IV

Traitement

Dans ce chapitre, nous tâcherons d'exposer les différentes méthodes de traitement du nævus vasculaire, employées au fur et à mesure des progrès faits par la médecine et particulièrement par les sciences physiques, jusqu'à nos jours.

Dans le chapitre précédent, nous avons vu que le nævus vasculaire plan, au lieu de rester stationnaire, peut au contraire prendre un développement excessif, et même devenir tumeur érectile. Il y a tout intérêt pour le porteur du nævus de le faire disparaître par n'importe quel moyen; non seulement dans les cas heureusement si rares de transformation du nævus en tumeur érectile, mais même au point de vue purement esthétique, car rien n'est plus ennuyeux que d'avoir une difformité pareille, qui par sa localisation à la face, région si en vue, frappe désagréablement les yeux et est la cause de souffrance morale compréhensible pour son porteur; aussi, de tout temps, on s'est justement préoccupé de ce traitement. Les méthodes en sont excessivement nombreuses et variables, mais seulement depuis une trentaine d'années elles ont pris une réelle valeur, grâce au développement et aux applications de la physique médicale.

Pour démontrer les efforts tentés dans le but de faire disparaître les nævi, nous allons passer en revue les différents moyens employés.

Le plus grand nombre a perdu actuellement toute sa valeur, mais nous les citerons cependant à titre de curiosité historique.

Indiquons tout d'abord les applications du méconium, du placenta ou de la main d'un cadavre, procédés tout à la fois répugnants et inefficaces.

§ I

On a préconisé également les différents artifices, qui consistaient en tatouages par de nombreuses méthodes, dont le but était de faire blanchir la couleur du nævus en le masquant par d'autres couleurs.

1⁵ Ce moyen était préconisé, en 1836, par PAULI, qui se servait dans ce but de blanc de céruse mélangé en proportions variables avec le vermillon.

2° CORDIER a vanté un autre procédé : celui de piquer la peau avec de petites aiguilles chargées de blanc de plomb, ou bien simplement avec les aiguilles seules, et de saupoudrer ensuite les piqûres avec cette matière colorée, finement pulvérisée.

3° Bouchut piquait la peau en des endroits assez rapprochés, puis frottait la surface avec de l'oxyde de zinc ou de la MAGNÉSIE CALCINÉE, *mélangés d'un peu de* MINIUM.

4° *Le procédé* VARIOT consiste d'abord à badigeonner la peau avec une solution concentrée de tannin, puis à faire des piqûres très fines avec un jeu d'aiguilles, pour introduire de cette façon le tannin dans la partie superficielle de la peau; cette partie tatouée doit être frottée ensuite avec un crayon au nitrate d'argent.

5° Avec la méthode de SCHERNELL, on fait pénétrer dans une partie du nævus, au moyen d'un ressort détendu, des aiguilles imbibées préalablement d'une solution saturée à 50 pour cent d'acide phénique, ou d'une solution de 25 à 40 pour cent d'acide chromique.

Tous ces procédés n'avaient pas de grands avantages, car il était très difficile d'obtenir au niveau du nævus la coloration de la peau saine, et le plus souvent on remplaçait la difformité congénitale par une difformité plus laide encore.

Inutile d'ajouter que ces procédés sont délaissés et oubliés aujourd'hui.

§ II

On a essayé encore de modifier la coloration du nævus par l'application de *caustiques* : nitrate d'argent, étylate de sodium, acide azotique, potasse caustique, pour les nævi superficiels.

NEUMANN a préconisé une pommade composée de 3 gr. 50 *d'emplâtre adhésif* et de 60 centigrammes *d'émétique.*

· L'application est douloureuse et produit une formation de pustule suivie d'une suppuration laissant une cicatrice.

La méthode de CHASSAIGNAC, qui utilise une cautérisation sèche par la pâte de Vienne, est la suivante : après application d'une couche excessivement mince de pâte de Vienne, les parties ainsi traitées sont lavées à l'eau vinaigrée ; on essuie ensuite et on applique un morceau d'amadou bien souple, qui adhère intimement aux parties traitées, et se détache ensuite avec la croûte formée en dessous. Nous devons mentionner aussi *l'essence de moutarde*, les *cantharides*, l'écorce de garou, les acides sulfurique, chlorhydrique, acétique, le borax, la teinture d'iode, les pâtes sulfureuses et surtout le sublimé corrosif, uni au collodion dans la proportion de 50 centigrammes pour 3 gr. 50.

De même, on employa le perchlorure de fer. Cette liste est loin d'être complète, mais tous ces moyens produisent malheureusement des cicatrices parfois plus désagréables que le mal à traiter, et beaucoup d'autres sont loin d'être inoffensifs, en produisant une hémorragie très grave, ou, comme la cantharide, une pyémie mortelle même.

Ils ont subi le même sort que les moyens précédents.

§ III

On a tenté de traiter la tache nævique par une *vaccination* faite à l'endroit du nævus, mais la cicatrice des pustules vaccinales est vraiment trop laide et loin d'être esthétique pour pouvoir remplacer ainsi un nævus un peu étendu, situé à la face par exemple, d'autant plus que des procédés plus récents, au point de vue de la cicatrice, ont donné des résultats incontestablement meilleurs, permettant de laisser ce moyen dans l'oubli.

§ IV

On pourrait en dire autant des *moyens chirurgicaux* employés toutefois plutôt contre les tumeurs érectiles que contre les nævi plans. Les extirpations, amputations, énucléations, et les différents procédés de ligatures étaient employés plutôt pour les tumeurs érectiles que pour les vrais nævi vasculaires plans. Mais, aujourd'hui, tous ces moyens chirurgicaux sont aussi délaissés.

§ V

VELPEAU avait employé, en 1830, *l'acupuncture*, procédé qui consiste à enfoncer dans la tumeur des épingles ou des aiguilles, qu'on laisse à demeure pendant sept à huit jours; ce procédé a pour but de provoquer une inflammation accidentelle suivie d'un travail de cicatrisation, et, par la suite, une oblitération des vaisseaux.

§ VI

On utilise aussi la *cautérisation ignée*, qui consiste à enfoncer de fines aiguilles métalliques, portées au rouge, dans le nævus. Nous avons eu nous-même, à l'âge de cinq ans, à subir cette opération sur deux petits nævi situés à la partie inférieure de la joue droite, opération douloureuse, incommode. Nous nous souviendrons toujours de ce charmant tableau où, souffrante de douleur, nous nous débattions entre les mains de deux médecins, obligés de nous retenir de force, pendant qu'un troisième s'efforçait d'appliquer cette méthode qui, d'ailleurs, au point de vue esthétique, donna des résultats plus que médiocres; les petites taches étaient comme tatouées et nos parents, par crainte de voir une augmentation de la lésion, ont jugé préférable de laisser plutôt le nævus que de le remplacer par un laid tatouage. Cependant, le procédé se répandit quand même, grâce au perfectionnement de l'instrumentation et surtout de l'usage commode du galvano-cautère, qui se compose d'un fil de platine replié en anses, de formes diverses, que l'on adapte à un manche isolant. On peut porter au rouge à volonté, par le passage d'un courant électrique fourni soit par des accumulateurs, soit par des piles. Mais que ce soit le thermo-cautère ordinaire ou le galvano-cautère, le résultat est le même, c'est-à-dire, d'après Broca : « La cautérisation ignée n'est pas d'une efficacité absolue dans tous les cas de nævus, et les résultats esthétiques ne sont pas toujours parfaits. »

§ VII

Balmano Squirre, en 1874, préconisa le traitement du nævus vasculaire par les *scarifications linéaires*. Cette méthode consiste à faire des incisions multiples, superficielles, parallèles dans une direction perpendiculaire à la surface du nævus, distantes de un millimètre l'une de l'autre. Après avoir fait des incisions dans un sens, on en fait d'autres, perpendiculaires aux premières, de façon à sectionner verticalement les vaisseaux sanguins. Ce furent Vidal et son élève, Colson, qui répandirent en France cette méthode qui laisse, d'après Colson, une cicatrice. Les docteurs Malcolm-Morris et Maccal-Andersen assurent qu'après maints essais ce procédé ne leur a donné aucun succès. De même, Brocq ne conseille pas non plus l'emploi de ce mode de traitement pour un nævus un peu important, à cause de la cicatrice qui le remplace nécessairement. Lerrede est d'avis que cette méthode ne mérite pas d'être considérée, étant donné qu'on a des méthodes thérapeutiques plus efficaces.

§ VIII

C'est seulement depuis une trentaine d'années que *l'électrolyse* est entrée dans le domaine du traitement des nævi, procédé incontestablement supérieur à tous ceux cités précédemment ; car dans certains cas, comme les nævi stellaires, où il y a un point central d'où partent des ramifications vasculaires, ce procédé donne des résultats excellents.

Voici le principe du traitement :

En faisant passer un courant galvanique à travers un milieu de composition chimique complexe, ce milieu se décompose en ses éléments constituants ; l'oxygène et les acides se portent vers le pôle positif, tandis que l'hydrogène et les bases vont au pôle négatif. Dès lors, les effets de l'électrolyse diffèrent notablement, suivant qu'on considère l'un ou l'autre pôle.

Le pôle positif, grâce à la présence des acides, détermine une coagulation des liquides albumineux, d'où effet hémostatique, production d'une escharre sèche, rétractée, confluente. Au pôle négatif, au contraire, par suite de la formation de bases caustiques, les effets destructeurs sont beaucoup plus accusés, et la coagulation d'albumine faisant défaut, l'escharre est volumineuse, molle, diffluente.

Pour le traitement des nævi, on employa soit la *méthode unipolaire*; une électrode est introduite dans le tissu sur lequel on veut agir, tandis que l'autre, indifférente, est représentée par une plaque aussi large que possible, de façon à faciliter le passage du courant, tout en réduisant au minimum les actions chimiques et la douleur qu'elles provoquent.

Dans la méthode bi-polaire, on introduit simultanément dans le tissu les deux pôles, terminés tous deux par des aiguilles.

Redard emploie le pôle positif avec une intensité de courant de 10-12 milliampères pour les petits nævi superficiels, à télangiectasie visible.

Brocq, au contraire, se sert du pôle négatif, avec une intensité de 3 milliampères seulement. Cette méthode unipolaire négative donne d'excellents résultats dans les nævi stellaires, en faisant passer de 2 à 4 minutes un courant d'une intensité extrêmement faible d'un demi-milliampère.

En ce qui concerne les nævi en nappe, ils résistent presque toujours au pôle négatif, souvent au pôle positif.

Brocq emploie de préférence, dans ce cas, *la méthode bipolaire*; mais elle est aussi souvent infidèle. Voici ce que dit Nobelle, à leur sujet, dans un article, « *Différents traitements des nævi vasculaires plans* » :

« Bien que l'électrolyse appliquée en mono ou bipolaire ait donné entre les mains de Boudet, de Paris; de Redard, de Bergonié, et de beaucoup d'autres auteurs, des résultats remarquables dans le traitement des angiomes caverneux, elle offre de nombreux inconvénients pour le traitement des nævi plus superficiels. L'action coagulante du courant étant localisée à l'endroit de prédilection de l'aiguille, il se produit, sur la surface unie et teintée de la peau, une série de petits îlots décolorés, légèrement rétractés par suite du travail de cicatrisation, et cette dernière prend l'aspect peu esthétique qu'elle présente à la suite d'une atteinte de variole. »

Ces cicatrices ne sont pas souples ni élastiques, et chez l'enfant ou certaines personnes très sensibles, ce mode de traitement est inapplicable, à cause de la douleur et de la longueur des séances, surtout quand il s'agit de nævi très étendus qui, « au bout de quelques mois, se recolorent, et on n'a fait que substituer à l'ancienne difformité une difformité nouvelle ». Lerat conseille d'éviter de traiter par l'électrolyse cette variété de nævus, car on n'obtiendra la décoloration qu'au prix d'une cicatrice défavorable au point de vue esthétique.

§ IX

On préconisa ensuite *le traitement par l'étincelle de haute fréquence*.

Le principe est le suivant : si, au moyen d'une bonne machine statique, on charge deux condensateurs et qu'on fasse jaillir entre eux une série d'étincelles, un courant induit prend naissance dans un circuit extérieur réunissant entre elles les deux armatures extérieures; ce courant est doué d'une tension très supérieure à celle du courant primaire de charge; on attribue ce phénomène à l'extrême rapidité des variations du flux dans le circuit induit, rapidité due à ce que la décharge des condensateurs, dans ce cas, est oscillante. Ce courant induit, doué d'un très grand potentiel, a été préconisé par Morton et d'autres pour le traitement des nævi. Mais voici ce que dit Nobelle, après avoir expérimenté ce mode de traitement sur un enfant porteur d'un nævus pâle mal délimité; dans ce but, il utilisait les résonateurs bi-polaires de d'Arsonval, dont une extrémité était reliée avec une électrode pointue, montée sur un manche de Bisserié, réglée de manière à donner des étincelles de 2 centimètres de longueur, et toute la surface du nævus fut criblée d'étincelles. « Les effets obtenus, dit-il, sont à peu près analogues à ceux de la fulguration, mais en petit; il se produit sur la surface traitée des phlyctènes suivies d'un écoulement séreux abondant qui, en se desséchant, produit une croûte sous laquelle s'opère la cicatrisation. Cette application est très douloureuse, et bien que nous l'ayons fait précéder, dans le but de diminuer la sensibilité, par une effluvation de la région à traiter, nous avons été obligé de recourir à l'anesthésie. »

D'autre part, rarement une seule application a suffi pour faire disparaître complètement la tache.

« Enfin, dit-il, des suppurations s'établissent facilement, et la cicatrisation lente qui en est la conséquence, expose à des cicatrices vicieuses ». Nous voyons donc que cette méthode perd de sa valeur, étant donné que nous possédons d'autres traitements dont l'application donne des guérisons sans douleurs et surtout sans cicatrice, ce qui, au point de vue esthétique, est le point capital.

§ X. — Radiumthérapie

L'emploi du radium en thérapeutique date seulement de quelques années. En France, c'est Danlos, le premier, qui a fait connaître l'action favorable du radium sur certaines affections cutanées.

Rehus dit avoir obtenu un bon résultat sur un nævus vasculaire du bras.

Wickmann et Degrais ont publié de nombreux cas de guérison, avec détails, sur cette technique, de sorte que le traitement des angiomes par la radiumthérapie est devenu pour ainsi dire classique. Le radium est, de toutes les substances connues jusqu'ici, celle qui présente au plus haut degré les caractères radio-actifs; ils sont les suivants : les corps radio-actifs émettent un rayonnement capable d'impressionner les plaques photographiques, même à travers des écrans opaques pour la lumière. Le radium émet spontanément de la chaleur.

L'air qui, au point de vue électrique, se comporte comme un isolant, acquiert une conductibilité électrique d'une durée très longue, quand il est traversé par le rayonnement du radium. Les rayonnements du radium provoquent la phosphorescence de certaines substances.

L'étude approfondie a conduit à distinguer trois sortes de rayons que l'on a désigné par les lettres α, β, γ, nettement distincts au point de vue physique.

Les rayons α et β sont de nature matérielle; ils consistent en particules excessivement petites projetées par le corps actif avec une très grande vitesse et portant une charge positive, pour les rayons β, moyennement absorbables.

Quant aux rayons γ, les expériences ont démontré leur analogie avec les rayons X; c'est-à-dire constitués par des vibrations électro-magnétiques de l'éther, dont la nature est proche de celle des vibrations lumineuses. Ces trois sortes de rayons ont la propriété de traverser les corps.

Les rayons α sont moins pénétrants que les rayons β. Les rayons γ sont, grâce à leur constitution, les plus pénétrants de ces trois sortes de rayons.

On emploie le radium sous forme de combinaisons salines, c'est-à-dire combiné avec un acide; généralement, on se sert du sulfate et des bromures.

La radiumthérapie des nævi a une très haute valeur; malheureusement, la rareté du radium et son prix extrêmement élevé restreignent son emploi. L'action des rayons du radium est indolore et ne provoque pas de cicatrices.

Son maniement est peu commode à cause de la difficulté que présente le dosage rigoureusement exact de l'énergie libérée par un poids donné de radium. C'est une cause de radium-dermite qu'on peut très facilement provoquer, si on ne se rend bien compte de la profondeur du nævus; on peut alors très facilement dépasser le temps voulu. C'est un moyen thérapeutique dangereux entre les mains d'opérateurs peu expérimentés, qui peuvent très facilement produire la radium-dermite, souvent très rebelle à n'importe quel médicament, tenace et laissant ensuite des cicatrices comme l'ont éprouvé les premiers expérimentateurs, tels que Walkhoff, Giesel, Neckerel, et M. et Mme Curie.

D'autre part, dans les nævi vasculaires plans pâles, il y a un véritable danger à dépasser la dose, comme, à ce sujet, ont insisté Wickmann et Degrais dans leur ouvrage sur la radiumthérapie, ce qui aurait pour conséquence de provoquer une surface trop décolorée, ou de faire apparaître des pigmentations et quelquefois de légères dépressions.

Au sujet du traitement des nævi par le radium, Bayet dit que les nævi plans sont ceux qui offrent le plus de résistance et de difficultés au traitement.

Les autres nævi, comme ceux qui sont surélevés en nappe, donnent des résultats remarquables et les nævi érectiles constituent les formes les plus favorables pour la radiumthérapie. Après un temps plus ou moins long à la suite du traitement, les nævi peuvent parfois présenter des pigmentations et des atrophies.

§ XI. — Rayons de Rœntgen

En étudiant l'emploi des rayons de Rœntgen en thérapeutique, nous avons été particulièrement frappée par l'abondance de la littérature sur les méfaits des rayons X ; nous ne voulons pas ici parler des radio-dermites professionnelles dont ont tous souffert, au début, les différents et nombreux expérimentateurs, à cause de l'ignorance où ils étaient de l'action destructive profonde de ces rayons. Mais même ensuite dans leur emploi en thérapeutique, ils ont causé beaucoup d'accidents malgré les progrès faits dans la construction des appareils et malgré les divers procédés de dosage utilisés. Le principe de ces appareils est bien connu : on sait que lorsqu'un flux électrique à haut potentiel traverse une ampoule de verre, dans laquelle le vide a été fait aussi parfaitement que possible, on constate que :

1° L'air extrêmement raréfié contenu dans l'ampoule devient très mauvais conducteur de l'électricité;

2° Sa résistance devient indépendante de la distance respective des électrodes, mais est modifiée par la superficie de la cathode ou électrode négative;

3° La décharge ainsi émise sous l'apparence d'une traînée de luminosité verdâtre venant à frapper la paroi de l'ampoule, cette dernière devient fluorescente;

4° Certaines substances, telles que le nitrate d'urane, le sulfate de quinine, le platino-cyanure de baryum, le sulfate de zinc, le diamant, placées dans le voisinage de l'ampoule, subissent le phénomène de la fluorescence, luminosité qui ne dure que pendant l'éclairement de l'ampoule et qui cesse dès que cette dernière s'éteint, que d'autres substances subissent le phénomène de la fluorescence, luminosité qui persiste pendant un certain temps après l'extinction de l'ampoule.

Lenard, Wiedemann avaient reconnu déjà que le phénomène qui avait lieu à l'intérieur de l'ampoule se propageait au dehors.

En 1895, le professeur Rœntgen fit à la Société des sciences physiques et naturelles de Würtzbourg la première communication d'une découverte importante.

Il avait remarqué que les paillettes de platino-cyanure de baryum devenaient fluorescentes au voisinage d'un tube-ampoule, ou tube de Crookes, complètement enfermé dans une boîte de carton noir, absolument opaque. Il en avait conclu à l'existence de radiations inconnues, capables de traverser des corps considérés jusqu'ici comme opaques; il les appela rayons X.

Ces rayons sont produits par les ampoules, dans des conditions très variables.

Les ampoules où le vide est très poussé, sont très résistantes au passage du fluide électrique; elles donnent peu de rayons X, mais ces rayons ont un pouvoir de pénétration plus considérable à travers les tissus; leur action est plus profonde.

Les ampoules où le vide est moins complet sont peu résistantes; elles sont dites *molles*; elles donnent lieu à des rayons Rœntgen très abondants, mais dont le pouvoir de pénétration est faible et l'action superficielle.

Ce sont ces rayons qui, en raison de leur richesse et de leur action même, sont surtout utilisés en radiothérapie cutanée.

Nous ne décrirons pas l'instrumentation utilisée pour produire les rayons Rœntgen en thérapeutique. On sait qu'elle est très coûteuse, compliquée et qu'elle demande de la part de l'opérateur une expérience consommée.

Les rayons Rœntgen, en thérapeutique, sont d'un emploi délicat et dangereux à la fois, et pour le médecin imprudent ou ignorant de leur puissante action physique et physiologique, et aussi pour le malade, auquel ils peuvent occasionner des radio-dermites, des ulcères trophiques, voire même des dégénérescences épithéliomateuses, au même titre d'ailleurs que le radium.

Et, précisément, l'utilisation des rayons X pour le traitement des nævi vasculaires plans est d'autant plus dangereuse que, pour traiter cette affection, il faut agir sur les vaisseaux eux-mêmes, afin de les oblitérer; mais ces vaisseaux sanguins, d'après Halzknecht, appartiennent au groupe des tissus les moins sensibles aux rayons Rœntgen, d'où, pour agir sur les nævi vasculaires plans, l'obligation de pousser très loin l'action des rayons X et souvent même de dépasser la dose d'intégrité de la peau, de manière à provoquer cette radio-dermite si redoutable et si soigneusement évitée dans toutes les applications de la radiothérapie; et l'on peut dire que c'est même la base du réel progrès de la radiothéraphie de pouvoir éviter les radio-dermites.

La radiothérapie, dans le traitement des hémangiomes, a été appliquée pour la première fois par Jutassy, ensuite par Levack; en 1897, Nobèle publia l'histoire de deux enfants atteints d'angiomes, l'un du nez, l'autre de la joue, qu'il a guéris par la radiothérapie; mais, malgré ces succès, il dut abandonner cette méthode, car il constata que pour obtenir une guérison, il fallait provoquer une radiodermite avec destruction de l'épiderme. Pfahler, lui aussi, reconnaît la nécessité de produire une ulcération, ce qui n'est pas toujours, ajoute-t-il, bien supporté par le malade.

De même, Belot abandonna aussi cette méthode pour les nævi. On a utilisé cependant cette méthode pour le traitement des angiomes ou des nævi tubéreux.

Les nævi vasculaires plans sont aussi susceptibles d'être traités par les rayons X, de préférence à l'électrolyse, car l'électrolyse procède par petites oblitérations vasculaires successives; les rayons X ont une action en nappe beaucoup plus étendue. (Lœvat, Albert Weil).

« A ces difformités si déplaisantes : taches de vin, taches en plaques écarlates, etc., succède une peau peut-être un peu trop pâle, un peu cicatricielle ». (Lœvat, *Quinzaine thérapeutique*, 1910).

Borjon a présenté deux cas d'angiomes de la face, guéris par la radiothérapie, à la Société nationale de médecine de Lyon, en 1910; il s'agit uniquement d'angiomes; quant aux nævi vasculaires plans, voici son opinion. (*Archives d'électricité médicale*, p. 361, 1910) :

« Il me semble toutefois que ces nævi plans se comportent d'une façon différente, qu'ils étaient beaucoup plus résistants à la radiothérapie que les angiomes saillants, et qu'enfin leur traitement demandait beaucoup plus de patience et beaucoup plus de prudence. On est presque toujours obligé, dans ces cas, de susciter une réaction locale plus ou moins vive, et qu'il faut surveiller de très près.

« Tandis que dans les angiomes, dit-il, la guérison complète peut être obtenue sans provoquer jamais de réactions appréciables ».

Nous pourrions multiplier la liste d'observations de ce genre; d'après ces quelques exemples, nous voyons que le résultat curatif est difficile à obtenir par les rayons X, qu'il n'est pas parfait et qu'il expose à de graves mécomptes, à cause de la nécessité où est l'opérateur de pousser l'action thérapeutique jusqu'à la radio-dermite.

Il nous reste maintenant à envisager le traitement photothérapique, et particulièrement le traitement par la lampe de quartz de Kromayer. Mais avant d'aborder ce sujet, nous tenons à indiquer quelques traitements également récents que nous signalons brièvement seulement à cause du peu de renseignements que nous possédons à leur sujet.

Ce sont : 1° le traitement des nævi par l'air chaud qui, d'ailleurs, n'a pas donné de bons résultats, et, ensuite, la réfrigération au moyen de l'acide carbonique, qui a été préconisée par un Américain, Poussey. La neige produite est comprimée dans des moules, où on lui donne la forme de crayon. La température est de — 79°; elle agit par pression contre la peau; on a beaucoup vanté cette méthode de traitement ; mais, comme nous l'avons déjà dit plus haut, il nous est impossible de donner notre opinion personnelle, à cause du manque de renseignements. Nous pouvons en dire autant de l'électro-coagulation introduite par Nagelschmidt et von Behrend.

Passons maintenant au traitement photothérapique.

§ XII. — Les traitements du nævus vasculaire plan par la lampe de Kromayer

La photothérapie, en thérapie par la lumière, est celle dans laquelle on utilise les ondes lumineuses à propriétés chimiques du spectre. On sait que le spectre lumineux se divise en ondes chimiques et caloriques. Les premières

correspondent à la partie bleue, violette et ultra-violette
les plus réfrangibles; leur effet chimique est au maximum, leur effet calorique au minimum. Les ondes caloriques se trouvent, au contraire, dans l'autre extrémité
du spectre : vert, jaune, rouge et ultra-rouge. Ce sont
surtout les ultra-rouges qui sont le moins réfrangibles et
leur effet chimique est au minimum, tandis que l'effet
calorique est au maximum. Ces deux sortes de rayons
paraissent avoir une action physiologique bien différente. La série d'expériences faites à leur sujet l'a démontré. Charcot, dès 1859, a émis l'opinion que le coup de
soleil et l'insolation sont dus à l'action des rayons chimiques et non pas des rayons caloriques du spectre.

Trente ans après, Widmark, de Stockholm, a démontré
et appuyé par les expériences l'exactitude de la théorie
de Charcot. Pour la démontrer, il employait une lampe à
arc électrique d'une force de 1.200 becs Carcel; il isola
les rayons caloriques en leur faisant traverser une couche d'eau suffisamment épaisse, qui possède la faculté
d'absorber des rayons caloriques, puis empêcha d'autre
part l'accès des rayons chimiques en interposant une plaque de verre ordinaire, qui absorbe les rayons ultra-violets. En excluant à volonté les uns ou les autres de ces
rayons, il observa :

1° Par action de tous les rayons, sauf les rayons caloriques, l'inflammation caractéristique se développe;

2° Par action de tous les rayons, sauf les rayons ultra-
violets, la peau ne fut pas influencée.

La force avec laquelle peuvent agir les rayons chimique est nettement démontrée par le cas des ouvriers qui

travaillent à la soudure des métaux au moyen d'arcs voltaïques, où la chaleur rayonnante dégagée est trop modérée pour pouvoir expliquer les dermatites violentes qu'ils contractent, surtout au commencement, avant d'être accoutumés.

Ces différents faits montrent nettement l'action des rayons violets et ultra-violets.

Il n'y a pas encore bien longtemps que Finsen appela le premier, par de nombreuses expérimentations, l'attention sur l'importance capitale de la lumière pour la médecine et surtout pour la dermatologie.

Depuis ce moment, on a tenté de traiter ainsi les lupus tuberculeux, ceux-ci avec un succès remarquable, puis l'acné rosacée, les alopécies, l'eczéma, même certaines parasitoses, telles que les trychophicies, teignes, etc.

Au début de ces applications, il utilisa la lumière solaire; mais aussitôt il renonça à se servir de cette source lumineuse, peu commode, car il n'est pas toujours possible d'avoir le soleil pur, sans nuages, et à heure fixe. Il s'adressa à des procédés artificiels qui pouvaient lui fournir des rayons violets et ultra-violets en abondance.

Nous n'avons pas l'intention de décrire les nombreux et différents appareils qui ont été construits dans ce but, depuis ceux de Finsen, Lartet-Genoud, Marie, Schall, Finsen-Reyn, etc.; mais nous nous arrêterons à la lampe à vapeur de mercure avec ses diverses variétés. Tout d'abord :

1° La lampe de mercure à tube de verre;
2° La lampe de mercure à tube d'Uviol;
3° La lampe de mercure à tube de quartz,

La lampe à vapeur de mercure à tube de verre fut découverte par Aron, en 1892, mais le verre s'oppose à la sortie des rayons ultra-violets; elle n'a donc aucun intérêt pour nous.

De même la lampe à tube de verre Uviol, quoique permettant l'élévation de température, qui augmente l'intensité de l'émission des rayons ultra-violets, cède la place à la lampe imaginée par Kromayer, avec quartz de roche fondu, perméable aux rayons chimiques.

La lumière émise par cette lampe est très riche en rayons ultra-violets de petite longueur d'ondes, ainsi qu'en rayons bleus, violets et ultra-violets de grande longueur d'ondes, dont dépend l'action en profondeur.

Voici sa description :

Description de la Lampe

La lampe de Kromayer, que nous avons eu l'occasion de voir et d'expérimenter chez notre maître, M. le professeur HOCHE, a la grosseur du poing; elle est composée d'un tube vide recourbé en Ω , en cristal de roche fondu (quartz), entouré d'une enveloppe de quartz de 3 à 4 centimètres de largeur. Tout cet ensemble est renfermé dans une boîte métallique, nickelée et polie, présentant à sa face antérieure une fenêtre en quartz de 50 millimètres de diamètre, pour laisser passer les rayons lumineux. Le tube de quartz porte à ses extrémités deux petits réservoirs à mercure et deux fils de platine, soudés dans la paroi et servant d'électrodes. Un courant d'eau froide, amené au moyen de tuyaux flexibles en caoutchouc, circule entre le corps en quartz et la boîte métallique. Son but est d'absorber les rayons caloriques et aussi, grâce à ce refroidissement de la lampe, de la faire traverser par un courant très énergique, sans surchauffer l'appareil. Contre la fenêtre de quartz, on applique un écran en verre Uviol bleu foncé, qui n'est perméable qu'aux rayons ultra-violets moyens, ceux agissant en profondeur, la couleur bleue arrêtant les autres rayons : verts, jaunes et rouges. On a admis seulement des rayons bleus, violets et ultra-violets moyens. Cet écran est placé de façon telle que le courant d'eau qui circule dans la lampe la refroidisse constamment.

La lampe est branchée sur une installation d'éclairage, dont le courant employé avec une résistance intercalée, en rapport avec le voltage. D'après les indications du constructeur, au moment du traitement, l'intensité est de trois ampères environ pour un courant de 220 volts. Pour allumer la lampe, on la bascule de façon que les portions de mercure contenues dans les deux petits réservoirs montent dans le tube en Ω , se touchent et établissent l'arc lumineux dans la vapeur de mercure, entre les deux réservoirs situés de chaque côté du tube; le mercure revient aussitôt de nouveau dans les réservoirs, dès qu'on a rétabli la lampe dans la position normale. Dès que la lampe fonctionne, il s'échappe une belle lumière bleue, vive, qui modifie la teinte des objets qui y sont exposés.

D'après Wetterer, on peut rechercher sur la peau humaine deux actions différentes :

1° Une action superficielle, par les rayons chimiques à ondes courtes;

2° Une action profonde, par les rayons ultra-violets à ondes longues,

Pour le traitement des nævi, c'est justement l'action profonde qui est utilisée. Dans ce but, on applique la fenêtre de la lampe en quartz, protégée par le verre bleu, directement sur la peau, de manière à ce qu'elle soit partout en contact intime. Pour que la réaction donne des résultats favorables, il faut exercer une grande et forte compression, pour provoquer une anémie de la partie exposée aux rayons qui, d'après le professeur Marie, de Toulouse, est rarement suffisante. Le but de cette compression est de chasser le sang qui, comme toutes les matières colorées en rouge, absorbe les radiations réfrangibles, c'est-à-dire celles qui sont utilisées en thérapie.

Pour produire cette anémie, il conseille de pousser la compression jusqu'à la limite où elle devient insupportable pour le malade; outre l'énergie, cette compression doit être permanente et progressive.

Elle assure la guérison des nævi, car elle permet la pénétration des rayons ultra-violets en profondeur.

La Technique

La technique dont notre maître, M. le professeur HOCHE, se sert, est très simple.

Après avoir établi le courant et passé sur la paroi d'Uviol qui protège la fenêtre en quartz et qui est en contact avec la peau, des tampons de coton imbibés d'éther, dissolvant des graisses, puis d'un antiseptique quelconque, il l'applique le plus intimement possible sur la peau, en comprimant fortement. Le malade est assis contre la lampe, qui au besoin peut être fixée par des bandes à la partie malade. Le patient tient, à l'aide d'une main, le support

de l'appareil. Il maintient ainsi une pression convenable.
Si la tache est plus petite que la fenêtre de la lampe, il
suffit de se servir, comme écran de protection, d'un morceau de carton ou de papier épais, dans lequel on a fait,
à l'aide de ciseaux, une ouverture de la dimension de la
tache. Les parties qu'on ne veut pas exposer sont ainsi
suffisamment protégées contre la lumière rayonnante. La
durée des séances est d'un quart d'heure à une demi-
heure.

Nous indiquerons, d'après nos observations personnelles, les effets d'une irradiation sur une surface nævique,
séance suivie de réaction maxima obtenue. Le plus souvent, dans les autres cas, il n'y a pas eu vésication.

Pendant la séance, on ne sent absolument pas l'action
des rayons, sauf une petite fraîcheur due au courant
d'eau. La position est un peu fatigante, à cause de la
force qu'il faut déployer pour provoquer une bonne compression.

Une fois la séance finie, la plaque exposée est devenue
très froide et très pâle, à cause même de la compression; la
coloration ne tarde pas d'ailleurs à reprendre sa teinte
antérieure.

Au bout de quelques heures, deux ou trois, on remarque un léger liseré rouge qui dessine nettement la partie
traitée. Ce liseré s'accentue davantage; on constate une
hyperhémie de la partie traitée; puis une sensation de
démangeaison, avec une légère anesthésie de la partie
atteinte, qui se caractérise par une diminution légère de
la sensibilité au toucher; en effet, quand on touche du
doigt, on a une sensation analogue à celle que l'on aurait
si on avait interposé, entre le doigt et la plaque traitée,

une feuille de papier. Cette anesthésie augmente d'ailleurs graduellement ensuite. Pendant la nuit, qui n'est pas d'ailleurs troublée, la séance ayant eu lieu vers trois heures de l'après-midi, la partie exposée se tuméfie et, vers le matin, on constate alors une tuméfaction assez forte, plus forte si la partie traitée ne repose pas sur un plan osseux comme, par exemple, le milieu de la joue. Une légère pellicule, couleur blanc jaunâtre, se soulève bientôt, avec parfois formation par place de rares petites bulles de la grosseur d'une tête d'épingle. Dans le courant de la journée, les bulles deviennent plus grandes, remplies de sérosité, laquelle s'accumule vers les parties déclives du liseré. Vers le soir (30 heures après), au niveau des bords de la plaque se forment de petits amas de sortie qui ne tardent pas à se rompre, laissant s'écouler une sérosité de couleur jaunâtre, légèrement transparente, qui irrite un peu la peau. La tuméfaction augmente toujours; le suintement continue deux à trois jours; ces petites bulles deviennent plus grosses et plus nombreuses, de façon à confluer vers certains endroits. La mince pellicule est surélevée; ensuite la tuméfaction commence à diminuer; la sérosité se résorbe et la pellicule commence à sécher; apparaît alors une sensation de légère démangeaison. Vers le dizième ou douzième jour, la croûtelle se détache par petits morceaux, en commençant par les bords. Elle laisse voir un tissu au-dessous extrêmement souple, ne perdant rien de ses caractères, plus pâle que précédemment, un peu rosé; mais, deux jours après, il se fonce à nouveau, bien que restant cependant plus pâle que les parties non traitées. Il faut recommencer plusieurs fois, suivant l'étendue et la profondeur du nævus.

Jamais on n'a remarqué d'accidents graves ni de dermatites, comme avec les rayons X ou le radium.

De même, au point de vue esthétique, ce traitement donne des résultats parfaits; on ne remarque même pas une légère cicatrice, la peau restant souple, blanche et prenant la coloration de la peau normale.

Nous avons pu recueilir certaines observations de næ-vivasculaires plans guéris par ce procédé, chez quelques auteurs, que nous reproduirons ici. De même, notre Maître a eu l'amabilité de nous permettre de publier quelques observations personnelles, dont il a noté les caractères importants. Nous donnerons enfin notre propre observation, prise au cours de notre traitement.

OBSERVATIONS

OBSERVATION I

(Wetterer)

Anna D..., âgée de 26 ans. Nævus vasculosus rouge-violacé, recouvrant toute la région droite du menton et de la lèvre inférieure. Trois irradiations en l'espace de six semaines, les deux premières de trente minutes, la troisième de quinze minutes, eurent un résultat très satisfaisant. Le nævus ne se distingue plus de la peau environnante que par une teinte légèrement rosée, qui ne tardera pas à disparaître complètement sous l'action de quelques nouvelles applications.

OBSERVATION II

(Wetterer)

Auguste H..., âgé de 4 ans, porteur de deux nævi vasculosi, situés l'un sur la joue droite, l'autre sur la région zygomatique. Nævi plans, rouges, ayant environ la dimension d'une pièce de cinq francs. Le premier des nævi est traité par les applications de sels de radium d'une activité de 1.600.000 ; le deuxième, par la lampe en quartz. Ce dernier subit deux irradiations faibles, de quinze minutes de durée chacune ; la réaction fut d'intensité moyenne, un peu douloureuse cependant, amenant la tuméfaction de la joue. Malgré leur peu d'intensité, ces deux irradiations furent suivies d'une décoloration considérable du nævus. J'ajoute que le nævus traité par le sel de radium a beaucoup pâli aussi. Le résultat obtenu jusqu'à présent permet d'espérer que le premier nævus ne tardera pas à disparaître complètement sous l'action de quelques nouvelles séances.

Nous regrettons que l'auteur n'ait pas noté la différence qu'il a constatée entre ces deux traitements ; la guérison n'est pas encore tout à fait complète.

OBSERVATION III

(KROMAYER)

Garçon de 12 ans, atteint d'un nævus à la joue gauche, dans le coin de l'œil et du nez, s'étendant partiellement sur la paupière inférieure et sur la face dorsale du nez et ayant la dimension d'une pièce de 5 mark (un peu plus grand que 5 francs). Le mal n'était pas nettement délimité par rapport à la peau saine, et affectait une coloration rouge-bleuâtre, avec différentes parties plus claires.

13 juillet 1906, première application de lumière par lampe en quartz ; la fenêtre en quartz était directement appuyée sur le nævus, et la lampe était maintenue par ligatures.

Durée de l'exposition : une demi-heure. L'inflammation, qui se développa le lendemain et les jours suivants, n'était pas très ardente et il y a eu formation d'ampoules dans la partie exposée. Après 12 jours, l'inflammation a disparu et la partie exposée a été moins rouge.

Le 25 juillet, même application de la lumière durant trente-six minutes ; le 24 août, même exposition pendant une heure.

Le 25 septembre, le malade revient s'exposer au traitement. La peau a pour ainsi dire sa couleur normale, et le père de ce jeune garçon étant complètement satisfait du résultat, désire que l'on suspende le traitement. Sur mes exhortations

4

et mon avertissement que le nævus pourra se reformer, on procède, les deux jours suivants, à une nouvelle exposition de la durée d'une heure chacune, ce qui provoque une inflammation très intense des parties traitées.

Le 18 octobre 1906, la situation s'établit comme suit : la partie précédemment attaquée par le nævus est presque entièrement blanche et atrophiée. Sur une petite étendue, spécialement vers le dos du nez et les paupières, la peau est devenue légèrement rougeâtre. Une petite bande très étroite, occupant la paupière inférieure, qui n'a pas été exposée, fait voir la couleur rouge-bleuâtre précédemment observée.

OBSERVATION IV

(Kromayer)

Jeune fille de 18 ans, affectée d'un nævus sous l'œil droit, s'étendant jusqu'au milieu de la joue et occupant partiellement la face dorsale du nez.

Le 23 janvier, première application de lumière pendant 25 minutes. Au bout de deux semaines, la partie exposée apparaît un peu plus claire, la réaction lumineuse n'a pas été forte et n'a produit qu'une formation d'ampoules.

Le 20 mars, traitement d'une heure. Forte réaction lumineuse les jours suivants, provoquant ainsi une formation considérable d'ampoules. Au bout de trois semaines, la partie éclairée est devenue presque blanche et a repris l'aspect normal ; seules, une petite partie de la paupière inférieure et de la face dorsale du nez, qui n'ont pas été exposées à la lumière, ont conservé la teinte primitive.

Après cinq semaines, la partie éclairée est encore tachetée de différents points rouges, lesquels doivent être considérés comme indices de rechute, de telle sorte qu'on traite encore le 28 avril et le 18 mai deux séances complémentaires d'une heure chacune.

Trois mois après, la malade vient se représenter. Le bon résultat du début n'a pas persisté. Sur toute la partie exposée, on constate une rechute par la formation de nouvelles taches, de sorte que, à l'encontre de l'aspect uniformément rouge et bleu-rougeâtre précédemment constaté, il y a maintenant un assemblage de marques dans lequel les parties blanches alternent avec celles d'un rouge clair.

OBSERVATION V

(Kromayer)

Homme d'une trentaine d'années. Le nævus recouvre la partie supérieure de la joue gauche, le côté droit a sa surface légèrement bosselée en différents points. Couleur alternant du rouge-brun clair au rouge-bleuâtre. Le sujet a déjà été traité par la lumière ferreuse durant plusieurs mois, mais sans succès. Pour la plupart des points de la surface atteinte, on ne peut que très imparfaitement refouler la rougeur par la pression du verre et l'on voit apparaître une peau fortement pigmentée manifestement par suite du traitement bien antérieur à la lumière ferreuse.

Le 23 avril, exposition d'une demi-heure. Petite réaction les jours suivants.

Du 24 au 26 avril, on traite tour à tour des parties de surface correspondant à la grandeur de la fenêtre en quartz, durant une heure, de sorte que le nævus se trouve ainsi exposé totalement. Cette fois encore, la réaction est étonnamment petite ; à quelques endroits seulement on aboutit à une inflammation qui provoque une formation d'ampoules et qui ne tarde pas à disparaître. L'effet curatif est de peu d'importance. A quelques endroits seulement, on voit nettement une pâleur se former.

Les 3 et 4 mai, les parties devenant déjà plus blanches sont exposées à la lumière durant une heure et une heure et demie, sans que l'on aboutisse à un surcroît d'inflammation.

Effet final : légère amélioration.

Ce cas, d'après l'auteur, est absolument défavorable au traitement par la lumière, étant donné qu'il appartient au cas où le tissu dermoïdal est hypertrophié irrégulièrement et la lésion porte sur les capillaires, veines et artères.

Il s'agit ici probablement de nævus profondément situé, où les ondes lumineuses ne peuvent pas l'atteindre.

OBSERVATION VI

(KROMAYER)

Homme à la fin de la trentaine, affecté d'un nævus recouvrant presque tout le nez et la partie de la joue gauche limitrophe. Teinte rouge-bleuâtre sombre, surface légèrement gibbeuse. Sang ne pouvant être complètement refoulé par la pression du verre.

Du 8 au 29 mai, éclairage total du nævus à deux reprises, en traitant chaque fois une heure par partie isolée. Réaction peu conséquente, comme dans l'observation précédente. De même pour l'amélioration qui s'est produite.

Donc, voici encore un cas difficile.

OBSERVATION VII

(KROMAYER)

Femme au commencement de la vingtaine. Nævus recouvrant toute la partie inférieure de la figure, la moitié de l'oreille gauche et une partie du cou. Teinte rouge-bleuâtre. Peau sans changement. On a pu presque complètement refouler le sang des vaisseaux.

Du 18 mai au 3 octobre, on a procédé à 35 séances à la lumière, d'une heure chacune, de sorte que le nævus entier a été, pour la plus grande partie, exposé deux fois, et que beaucoup de ses points ont même subi trois fois le traitement. La réaction a été intense en général, surtout lors de la première séance. Par deux fois, une exposition de cinq quarts d'heure a provoqué une nécrose lumineuse qui s'est déclarée en regard des pôles électriques de la lampe, d'où le rayonnement de la lumière est le plus intense. Etant donné que précédemment la lumière seule n'avait jamais pu provoquer de nécrose, il y a lieu de considérer un autre phénomène. On ne pouvait se trouver en présence d'une nécrose par pression, puisque, de toute la partie exposée, c'étaient toujours exactement les deux endroits mentionnés qui devenaient nécrosiques ; le cas d'une nécrose par chaleur n'est pas probable non plus, puisque la malade ne s'est pas plaint d'avoir trop chaud et que ces nécroses ne se sont produites qu'en séances de courte durée.

Immédiatement après l'exposition, ces parties affectaient une teinte allant du brun au noir-brunâtre qui, à mon avis, a été provoqué en majeure partie par l'action du pigment dans l'épiderme, car il n'est pas rare que d'une façon générale, la peau présente une coloration brune intense immédiatement après l'exposition. Dans ce cas également, les autres parties de la surface éclairée étaient nettement pigmentées en brun, phénomène que l'on observe également après le rayonnement, d'après Finsen, et qui, suivant le docteur Meirowski-Grandenz, est basé sur une pigmentation exclusive de l'épiderme. Après plusieurs jours, on a constaté que les parties mentionnées étaient devenues échauffées et sèches, et qu'il s'était formé une inflammation bien délimitée qui, au bout de quelques semaines, a abouti à la guérison avec cicatrice. Les nécroses ont été superficielles et, suivant mon estimation, elles ne doivent avoir porté que jusqu'au milieu du derme.

OBSERVATION VIII

(Kromayer)

Homme au commencement de la quarantaine, atteint à la joue droite d'un nævus de la dimension d'une pièce de dix pfennigs. Teinte rouge légèrement bleuâtre, à éliminer complètement par pression du verre. Une séance de trois quarts d'heure a provoqué une inflammation très intense, qui a disparu au bout de deux semaines, ne laissant qu'une légère trace d'un rouge clair. Au bout de trois mois, c'est à peine si l'on peut reconnaître cet endroit par la tache rougeâtre qui reste.

Nous avons reproduit une série d'observations dans lesquelles le résultat est à peine bon. Or, voici sans doute ce qui se passe. L'auteur divise les nævi en trois catégories : veineuse, artérielle et capillaire, et il émet l'opinion que le traitement est défavorable si tout le système vasculaire est pris. Seulement, il estime que les nævi capillaires sont bons à traiter. Or, nous savons que l'on ne peut pas diviser ainsi les nævi dont tous sont de système veineux anormal et qui sont seulement plus ou moins profondément situés. D'après nous, la raison de l'insuccès est la suivante :

L'auteur, dans une de ses observations (observ. 3), indique que la fenêtre de quartz était directement appuyée contre la peau, sans interposition du verre bleu d'Uviol, qui a la propriété, comme nous avons déjà dit, de résorber les rayons caloriques et ultra-violets à courtes ondes. Nous supposons donc que justement ces rayons, nuisibles pour le traitement, sont la cause de cet insuccès. Car les rayons ultra-violets à courtes ondes, agissant seulement en superficie, peuvent empêcher la pénétration de rayons ultra-violets à longues ondes, d'après l'hypothèse de Bor-

dier, la modification cellulaire dans les tissus, par réduc-
tion, précipitation dans le protoplasma cellulaire d'albu-
mines à l'état colloïdal, etc., empêche la pénétration des
rayons longs en profondeur. Or, nous pensons que cette
supposition est juste, car si nous examinons les cas de
Kromayer, nous voyons qu'il a obtenu de bons résultats
là où le nævus était superficiel, c'est-à-dire accessible
pour les courtes ondes, mais dans les cas profonds, les
ondes profondes n'agissent pas, et il se produit seulement
à la superficie une légère atténuation dans la coloration.

OBSERVATION IX

(Kromayer)

Femme de 17 ans, portant un nævus rouge superficiel. Cinq
séances du 5 janvier 1906 au 18 mai de la même année. On
obtient à la fin un bon résultat.

Le 23 novembre, Kromayer revoit la malade : nævus pâle,
mais étendu.

OBSERVATION X

(Kromayer)

Homme de 40 ans, nævus rouge-violacé superficiel. 58 séances de lumière, depuis septembre 1908 jusqu'à juin 1909. Bon
résultat.

Etat au 3 décembre 1909 : le nævus, rouge pâle dans certaines places, à l'oreille et au menton, n'est presque pas recon-
naissable. Sur la joue, formation de trois nouvelles taches
ovalaires.

OBSERVATION XI

(Kromayer)

Femme âgée de 20 ans. Nævus assez profond, brun-rouge. 50 séances d'avril jusqu'à octobre 1906. Bon résultat. Etat en octobre 1909 : le nævus est plus pâle et seulement dans certains endroits rose pâle. La malade est satisfaite, d'autant plus que le nævus n'est pas influencé par le froid et ne reprend pas sa coloration bleue.

OBSERVATION XII

(Kromayer)

Homme âgé de 35 ans. Nævus profond bleu-rouge avec la peau épaisse. Six séances depuis le 8 mai 1906 jusqu'au 30 mai 1906. Résultat médiocre.

23 novembre 1909 : la couleur et l'aspect sont les mêmes qu'avant le traitement. Seulement, certains endroits sont plus pâles.

OBSERVATION XIII

(Kromayer)

Homme âgé de 18 ans. Nævus rouge clair, mais profond. Cinq séances, du 3 juin au 6 septembre 1906. Bons résultats.

10 novembre 1909 : partie de la joue blanche et légèrement atrophiée. Sur le nez et sous l'œil, le nævus a repris la couleur de la peau ancienne.

OBSERVATION XIV

(Kromayer)

Femme âgée de 29 ans. Nævus sombre profond. 21 séances, depuis le 6 avril 1907 jusqu'au 10 août 1907. Bon résultat.

Etat en novembre 1909 : tout le nævus présente une teinte légèrement rose et seulement dans certains endroits la peau est blanche et légèrement atrophiée.

OBSERVATION XV

(Kromayer)

Homme de 30 ans. Nævus rouge profond. 21 séances, du 6 avril 1907 jusqu'au 10 août 1907. On voit bientôt l'apparition de pigments. Le résultat est assez bon.

28 novembre 1909 : dans un petit endroit de la joue, le nævus a disparu complètement ; dans d'autres, nævus pâle, teinte uniforme, toujours visible.

OBSERVATION XVI

(Kromayer)

Femme âgée de 22 ans. Nævus rouge clair, mais profond. 34 séances, du 18 septembre 1907 jusqu'au 24 juin 1908. Résultat assez bon.

20 novembre 1909 : le nævus est plus pâle et ne devient plus bleu, mais il est un peu plus rouge qu'aussitôt après le traitement.

Nous voyons donc que les nævi mal étendus, rouges ou rouges-bleuâtres superficiels, disparaissant par la compression de verre, l'application donne de bons résultats.

OBSERVATION XVII

(SCHUCHT)

Petite fille de 4 ans. Quatre séances de 15 à 25 minutes. Forte réaction inflammatoire après chaque séance. Surface blanche, légèrement atrophique.

OBSERVATION XVIII

(BORDIER)

Jeune fille. Nævus sur toute la joue droite ; coloration violet-noir, avec des petites bosses augmentant la laideur de ce nævus.

Il employa des doses fortes, répétées tous les quinze jours ; la lampe fut appliquée au contact et maintenue fortement à l'aide de deux bandes de caoutchouc passant derrière le fauteuil contre lequel était appuyée la tête.

La durée de l'irradiation fut ici d'une demi-heure pour chaque fraction du nævus. La réaction se manifesta le soir même des séances et produisit un soulèvement de l'épiderme avec vésication. Il a fallu recommencer cinq fois les applications de la lampe au contact : le nævus est maintenant remplacé par une teinte à peine rosée et la surface du tissu cicatriciel est parfaitement lisse.

OBSERVATION XIX

(NOBELLE)

Représente trois photographies dans les *Archives d'Electricité Médicale* de 1910. Trois cas guéris complètement.

Les deux premières photographies représentent des femmes adultes, présentant sur la face des taches rouges-bleuâtres, bien limitées, peu accentuées, disparaissant presque complètement par la compression du verre.

Le troisième cas est celui d'un enfant de 5 mois, qui présente une tache triangulaire de 5 sur 6 centimètres, partant de la racine du nez et s'irradiant vers le front, en se confondant insensiblement avec la peau saine. Cette tache a des tendances à grandir ; au début elle n'avait que la grandeur d'une pièce de 2 francs ; elle disparaît complètement par la compression du verre. La zone d'action des rayons était limitée par le papier noir qui circonscrivait le bord de la tache. La lampe était appliquée aussi intimement que possible ; durée des séances : 10 minutes ; appareil raccordé au secteur de 220 volts, la manette du rhéostat étant arrêtée au milieu de la graduation. Un érythème violent survint quelques heures après, s'accompagnant quelquefois de phlyctènes, avec écoulement de sérosité. Vers les 5e-6e jours, l'inflammation diminuait, et, au bout de quinze jours, disparaissait, laissant bientôt après elle un tissu de coloration normale où tous les capillaires dilatés étaient obturés.

Quant aux suites éloignées des premier et deuxième cas, depuis un an la guérison s'est maintenue.

Le troisième cas date de trois mois.

OBSERVATION XX

(Hoche)

Communication et présentation de la malade à la Société de médecine de Nancy (9 juin 1909). *Revue méd. de l'Est*, 15 juillet 1909.

Une jeune femme de 23 ans portait depuis sa naissance plusieurs nævi vasculaires de la face, répartis en trois groupes. Un groupe, le plus important, occupait presque toute la surface de la joue gauche, un autre, la peau de la région sous-orbitaire, le troisième, la moitié gauche de la lèvre supérieure,

Les deux premiers étaient des nævi vasculaires légèrement tubéreux, le troisième un simple nævus plan, la vulgaire tache de vin.

Le traitement a débuté, au mois de mars, par des irradiations à la lumière de la lampe de mercure de Kromayer, qui ont été répétées aussi souvent que la réaction consécutive a pu le permettre.

Actuellement, du nævus de la joue, après quatre séances de durée variable, il ne reste plus qu'une légère pigmentation et du nævus de la lèvre il ne persiste plus qu'un érythème léger après deux séances seulement.

Le nævus de la région sous-orbitaire, laissé pour témoin, n'a subi encore aucun traitement.

L'influence de la lumière de la lampe à mercure riche en rayons ultra-violets, de courte et de grande longueur d'ondes, est des plus nettes. Le résultat thérapeutique obtenu est des plus esthétiques, sans la moindre cicatrice, ce que ne donne aucun autre moyen de traitement du nævus vasculaire.

Nous avons vu cette malade après le traitement terminé, et c'est d'après le résultat obtenu que nous avons désiré être nous-même soumise à l'action des rayons ultra-violets. Nous avons revu depuis cette malade ; la guérison s'est entièrement maintenue.

M. Hoche a bien voulu nous donner sur cette observation quelques renseignements complémentaires, que nous consignons ici :

Instrumentation : lampe de Kromayer, branchée sur courant de 220 volts ; intensité moyenne au cours de l'irradiation : trois ampères ; durée des irradiations : de 15 à 30 minutes, par pression avec interposition d'une cuve à réfrigération par eau courante, et verre bleu Uviol.

Du 15 mars 1909 au 13 octobre : en tout quinze séances.

Dans ce cas, la surface à traiter était peu considérable. Le résultat a été parfait et la guérison s'est entièrement maintenue.

Au cours du traitement, les réactions se manifestaient par de la rougeur, de la tuméfaction ; il ne s'est jamais produit de vésiculation. Vers le 4e au 5e jour se formait sur toute la surface traitée une pellicule épidermique brune, qui se détachait vers le dixième jour, laissant à découvert une surface rosée dont la teinte a été en s'affaiblissant au fur et à mesure des irradiations.

OBSERVATION XXI

(Hoche)

Mᵐᵉ M. D., 35 ans. Depuis son enfance a sur la joue gauche, depuis la paupière inférieure y compris le sillon nasoginien, l'orifice buccal, un nævus très étendu qui va jusqu'à deux centimètres du conduit auditif. La teinte est rouge-violacée foncée ; la surface du nævus est légèrement tomenteuse.

Le traitement a commencé le 22 février 1911. Les séances d'irradiation ont été de vingt à trente minutes, avec pression et verre Uviol.

Depuis cette date, il y a eu 25 séances inégalement espacées.

La patiente est très satisfaite du résultat obtenu, qui n'est pas encore complet. Au lieu de la teinte rouge-violacée, presque noirâtre, du début, il n'y a plus qu'une teinte rosée générale, qui devient un peu plus intense au moment des époques menstruelles, mais qui ne subit plus l'influence du froid.

Nous avons vu l'état de ce nævus ainsi modifié ; le résultat promet d'être parfait ; il n'y a aucune cicatrice.

Le traitement est de longue durée, à cause de l'étendue considérable du nævus, chaque endroit devant subir cinq à six irradiations.

OBSERVATION XXII

(Hoché)

M. O. H., 25 ans. Porteur d'un nævus de la région nasoginienne droite, datant de l'enfance, allant de l'angle interne de l'œil à la commissure labiale, d'une largeur d'environ trois à quatre centimètres. Coloration rouge-violacée, à surface irrégulièrement bosselée, à contours sinueux.

Du 15 mai 1911 au 31 juillet 1911, huit applications par compression de la lampe avec interposition de la cuve à circulation d'eau et verre Uviol. Irradiations de vingt minutes.

Les réactions sont assez fortes : rougeur, tuméfaction, vésiculation puis croûtelle superficielle. Après chaque exposition, la croûtelle tombait vers le dixième jour, laissant à découvert une surface, non plus rouge, mais rose avec parties blanches. Dès la première irradiation, les varicosités superficielles et les marbrures bleuâtres des points les plus saillants ont disparu.

Après les huit séances, le nævus est encore rouge, mais sa coloration est fortement atténuée.

Le patient n'a pas été revu depuis cette époque ; d'après renseignements, le résultat déjà acquis se serait maintenu.

OBSERVATION XXIII

(Hoche)

M. H., 15 ans. Porteur d'un nævus très étendu, rouge-violacé, couvrant les deux joues et s'étendant jusqu'aux paupières inférieures ; un nævus également au menton.

Du 23 juin 1911 au 12 janvier 1912, 27 séances de traitement, suivant le même principe que dans les observations précédentes.

Dans ce cas, les réactions ont été très atténuées : rougeur, gonflement, pas de vésiculation. Au bout de cinq à six jours se formait une pellicule brunâtre, qui se détachait facilement vers le douzième jour.

Il n'y a eu qu'en moyenne trois applications par surface nævique. En somme, traitement incomplet.

La surface du nævus est devenue uniformément rouge, sans télangiectasies. Le nævus ne devient plus bleuâtre au froid.

En ce qui concerne l'observation XXIII, nous connaissons de vue la personne en question, nous fûmes étonnée de remarquer une amélioration surprenante; le nævus bleu-violacé avant le traitement était devenu beaucoup plus pâle, dans un temps très court. Etant donné la marche rapide que nous avons constaté chez la personne en question, nous avons même regretté qu'en ce qui nous concerne il n'en fût pas ainsi.

OBSERVATION XXIV

(Personnelle)

Mlle Hertz, âgée de 22 ans, présente un nævus datant de la naissance, s'étendant sur toute la joue droite, le nez du même côté, la lèvre supérieure et la tempe. A la partie inférieure du côté droit de la face existent également deux petits nævi, déjà traités, comme nous l'avons mentionné précédemment, par la cautérisation ignée, et actuellement, ces deux nævi se présentaient comme tatoués. Nous avons commencé le traitement qui, malheureusement, fut interrompu à plusieurs reprises, à cause des conditions dans lesquelles nous nous trouvions comme étudiante.

Le traitement que nous avons subi se compose de trois séries, qui sont :

1re série. — 9 au 13 juillet, année 1910 : deux séances.

2e série. — Avril à juillet, année 1911 : six séances.

3e série. — Janvier à mars, année 1912 : cinq séances.

Nous nous bornerons seulement aux généralités, étant donné que les suites de chaque exposition aux radiations sont toujours semblables.

La première série comprenait deux séances. Le 9 juillet, on a traité deux endroits : l'un des deux petits nævi et une partie située au-dessus ; la durée de la séance fut de vingt minutes et l'intensité de trois ampères.

Dans la deuxième séance, on a pris l'autre petit nævus et une partie située au-dessus ; la durée fut de même de vingt minutes et l'intensité de 3 ampères.

La première série est caractérisée par l'absence de tuméfaction ; nous avons pu circuler comme si de rien n'était, seulement, au bout de trois jours, il se produisit une pellicule gris-terne, qui desquama au bout de quelques jours en laissant au-dessous d'elle une coloration plus pâle du nævus et les tatouages que nous avions depuis le traitement précédent, sur les deux petites taches, disparurent alors.

Nous avons interrompu le traitement à cause des vacances.

La deuxième série comprenait six séances de 15 minutes chacune ; intensité du courant : 3 ampères.

Ici, nous devons objecter que les réactions étaient extrêmement fortes, tuméfaction énorme, l'écoulement séreux abondant pendant trois ou quatre jours, ensuite la tuméfaction diminuait, la partie exposée devenait sèche et, au bout de six à huit jours, la croûte constituée tombait, en laissant chaque fois en dessous une coloration plus pâle du nævus.

En somme, chaque réaction dura au moins douze jours.

Nous avons cessé de nouveau pour les vacances.

La troisième série comprenait cinq séances de 20 minutes ; intensité du courant : 3 ampères.

Réactions toujours très fortes, tuméfaction, écoulement séreux, un peu de démangeaisons ; au bout de douze jours, tout rentrait dans l'ordre, en laissant chaque fois une pâleur plus grande du nævus. Mais, étant donné le peu de séances pour l'étendue de notre nævus, il est naturel que les résultats ne soient pas meilleurs, car pour obtenir la disparition complète, ou plus ou moins complète d'un nævus si vaste et si profond (le nævus traverse toute l'épaisseur du derme et même existe sur la muqueuse buccale); il aurait fallu un plus grand nombre de séances ; nous étions dans l'impossibilité de le faire, toujours occupée, soit par les examens, soit par les stages hospitaliers.

Actuellement, nous présentons trois sortes de taches, les unes traitées à quatre reprises, les autres une seule fois ; enfin nous avons des endroits qui n'ont subi aucune irradiation, à cause de leur situation difficilement accessible. Ces régions non traitées peuvent être considérées comme taches témoins.

Dans la première catégorie, nous avons le milieu de la joue la tempe, deux petites taches à la lèvre supérieure ; elles présentent une coloration rose.

Pour la deuxième catégorie, à peine soumise aux rayons ultra-violets, comme le nez, la coloration a à peine changé ; on remarque cependant une différence avec les lésions témoins, dont la couleur est bleu-violacée, noircissant au froid. Nous regrettons que les circonstances nous obligent à interrompre encore notre traitement, dont nous espérons, sinon une guérison complète, tout au moins une atténuation telle qu'elle nous permettra cependant d'arriver presque à l'entière disparition, par l'emploi d'un cosmétique quelconque.

De l'examen de toutes ces observations, nous pouvons juger de l'efficacité de l'usage des rayons ultra-violets dans le traitement des nævi vasculaires.

Dans certaines observations, le résultat a été parfait, la guérison complète, sans cicatrices, très esthétique. Dans d'autres, pour des raisons encore peu connues, peut-être insuffisance de traitement, mauvais usage de l'appareil, défaut d'interposition de filtre Uviol, ou bien structure particulière du nævus, profondeur trop considérable de l'angiome dans les *tissus cutanés*, le résultat est resté incomplet.

Mode d'action des rayons violets et ultra-violets

Le temps nous a manqué pour étudier en détail et personnellement cette action si curieuse des rayons chimiques du spectre. Nous nous excusons de ne pas l'avoir entrepris; c'était, au début, notre intention; mais nous avons dû, pour des raisons majeures, terminer rapidement nos études médicales en France. Nous avons le ferme espoir de reprendre cette question dès notre retour en Pologne, et la cure radicale de la disgracieuse malformation dont nous souffrons depuis si longtemps, et d'étudier en même temps les rayons lumineux dont nous attendons la guérison.

Nous nous bornerons donc, aujourd'hui, pour compléter notre étude, à donner quelques renseignements sur l'action connue de ces rayons violets et ultra-violets.

Les principales propriétés physiques de ces rayons sont les suivantes :

« Ils agissent puissamment sur la substance photographique et provoquent d'assez nombreuses actions chimiques.

« Ils rendent vivement fluorescentes et phosphorescentes certaines substances. Les sels d'urane, l'esculine, le sulfate de quinone, acquièrent ainsi une luminosité temporaire; le sulfate de calcium, de strontium, de zinc, même luminosité, plus ou moins durable. Cette luminosité est le résultat d'une véritable transformation exercée sur les rayons ultra-violets par ces substances. Les rayons ultra-violets à très courte longueur d'ondes, et par conséquent invisibles, sont changés, en effet, en rayons de longueur d'ondes moindre qui appartiennent alors au spectre visible. Les ultra-violets déchargent les corps électrisés négativement, mais sont sans action sur les corps électrisés positivement ». (BORDIER et NOGIER).

Propriétés physiologiques. — Les rayons ultra-violets produits par le soleil, et surtout ceux fournis par les sources de lumière artificielle, ont une action puissante sur les tissus des êtres vivants. Nous l'avons constaté au cours de l'exposé de nos observations, où cette action produisait même des phénomènes pathologiques. Des expériences de Bordier et Th. Nogier ont montré que l'oxyhémoglobine du sang est réduite en méthémoglobine, après quelques minutes d'irradiations.

La biliverdine de la bile est transformée en bilirubine plus stable.

La chlorophylle perd sa couleur vert-clair pour prendre la teinte feuille morte.

Les végétaux sont frappés de mort par une irradiation un peu longue.

A dose modérée, les rayons lumineux et spécialement les rayons chimiques sont des modificateurs de vie et d'énergie (Expér. de Finsen).

Finsen a vu les rayons bleus et ultra-violets provoquer chez des larves de grenouilles, chez des têtards, une vive agitation.

Des œufs de poissons placés dans un bocal éclairé par la lumière violette éclosent plus vite que dans des bocaux éclairés par la lumière verte (Yung). Des têtards deviennent plus vite grenouilles dans des bocaux bleus-violets.

Au point de vue hygiénique. — On connaît, depuis la sensationnelle communication de J. Couravont et Nogier, l'action bactéricide des rayons ultra-violets et son utilisation pour la stérilisation des eaux potables.

Mais pour en revenir aux faits qui nous intéressent plus particulièrement, sait-on quelque chose sur l'action exercée par ces rayons dans l'intimité de nos tissus. Quel est le mécanisme de la guérison du nævus vasculaire en particulier ?

Quand il s'agit de la guérison d'une affection cutanée, d'origine bactérienne, comme le lupus ou l'eczéma, on comprend assez bien l'action exercée par les radiations de la lampe de Kromayer ou par les sources identiques des rayons ultra-violets.

Dans le cas d'une affection congénitale, comme le nævus, il n'en est pas de même. Si nous nous rapportons à l'opinion d'auteurs qui s'en sont préoccupés, nous croyons pouvoir penser comme eux qu'il s'agit d'une action irritative profonde, exercée sur les tissus par les rayons chimiques. Cette action amènera, par suite d'un travail inflammatoire, l'oblitération des vaisseaux. Voici, en effet, ce qu'en dit à ce sujet Béring, in *Médicin-naturwissenchaftlichen archives*, 1907, 15 juillet :

« Parmi les séries d'expérimentations histologiques, nous distinguons les changements provoqués par l'action de la lumière et susceptibles de démonstrations anatomiques. Il y a donc lieu de supposer que l'action curative de la lumière comporte tout d'abord une irritation qui, traversant l'épiderme, s'exerce alors sur les vaisseaux du derme, et au travers du derme, s'exerce ensuite sur les vaisseaux situés à une plus grande profondeur. L'épiderme se détache, les espaces intercellulaires s'élargissent ; le derme s'élargit également, les vaisseaux sanguins se remplissent abondamment d'hématies rouges, qui sortent d'abord un à un, puis par plus grandes quantités. Ils remplissent les espaces lymphatiques élargis, et pénètrent dans les espaces intercellulaires jusqu'aux cellules. Et là se borne l'action spécifique des rayons lumineux.

« L'oxygène est enlevé aux hématies rouges lors de leur contact intime avec les cellules du tissu et transformé. La vitalité de ces cellules est accrue, elles se gonflent, prolifèrent et créent autour des vaisseaux et dans la paroi même de ces vaisseaux une véritable trame cicatricielle très ferme qui rétrécit les mailles du tissu angiomateux et l'étouffe graduellement.

RÉSUMÉ ET CONCLUSION

Donc, parmi les traitements que nous avons décrits, en laissant de côté les moyens anciens et chirurgicaux, les quatre plus importants et qui donnent les meilleurs résultats sont : 1° l'électrolyse; 2° le radium; 3° les rayons Rœntgen; 4° les rayons ultra-violets.

1° Pour ce qui est de l'électrolyse, seuls les angiomes bénéficient de ce traitement; contre elle, il y a la douleur qu'elle provoque, les cicatrices souvent très marquées qu'elle laisse ensuite; dans les nævi vasculaires plans, elle substitue simplement une difformité à une autre qui, au point de vue esthétique, ne satisfait pas le malade; la peau reste marquée comme après une variole.

2° Nous avons déjà signalé, en ce qui concerne le radium, ses inconvénients; d'abord sa rareté, d'où résulte une cherté excessive, son maniement très difficile et la crainte de provoquer une radium-dermite; l'emploi du radium dans les nævi vasculaires plans nous paraît dangereux.

3° Les rayons Rœntgen ont vis-à-vis du radium d'être plus accessibles à tout médecin disposant d'une source d'énergie électrique, seulement leur dosage est

encore imparfait et la crainte de radio-dermite fait hésiter et le malade et le médecin, d'autant plus quand il
s'agit des nævi vasculaires, où, pour obtenir une guérison,
il faut pousser le traitement jusqu'à apparition de la
radio-dermite, ou tout au moins on provoque une alopécie
définitive.

4° Les observations que nous avons reproduites nous
permettent de préconiser de préférence l'emploi des
rayons ultra-violets. Dans les nævi superficiels, là où les
autres moyens sont presque impossibles à employer, à
cause des cicatrices qui sont laides, et des dangers que
court le malade, les rayons ultra-violets donnent des résultats merveilleux, la peau restant parfaitement souple,
le duvet n'est même pas enlevé; quant à la teinte, elle
devient tout à fait normale ou d'une coloration rose, à
peine visible, et sans cicatrices. Le malade ne court aucun
danger, l'application est totalement indolore et peut être
supportée même par les petits enfants.

Dans les nævi situés profondément, on ne peut guère
escompter une guérison parfaite, mais les rayons ultra-
violets peuvent l'atténuer, en provoquant un léger épaississement de la peau, une sorte de sclérose superficielle
de la peau, qui amène l'atténuation du nævus, et c'est le
plus souvent un résultat qui satisfait le malade, car le
nævus devient moins visible et sa coloration plus pâle est
plus facilement masquée par les moyens cosmétiques.

Si le malade n'a pas peur de courir un danger par les
traitements cités : les rayons Rœntgen ou le radium, on
peut lui conseiller un traitement mixte, par la lumière et
un de ces deux traitements. En alternant ces deux méthodes, on peut espérer que les dangers diminuent, car de

cette façon on exposerait moins le malade et on obtiendrait de bons résultats.

Pour terminer notre étude, nous ajouterons seulement en quelques mots les inconvénients et les avantages du traitement par la lampe en quartz de Kromayer.

Les inconvénients sont peu sérieux. On peut lui reprocher :

1° Sa *longue durée*, mais c'est précisément son succès, car il ne détruit pas les tissus; ce moyen atténue de plus en plus la coloration du tégument jusqu'à la coloration rose pâle ou blanche.

2° L'inconvénient un peu plus sérieux est la fragilité de la lampe. Certains auteurs prétendent que la force de la lampe diminue avec le temps ; nous nous sommes renseignée auprès de notre maître pour vérifier cette opinion, et nous avons appris qu'il s'en sert déjà depuis quatre ans, et la puissance de son action n'a pas diminué notablement.

3° Quant au reproche qu'on lui fait d'être difficile à aseptiser, on peut répondre que le verre bleu étant mobile, il y a possibilité de le mettre dans un bain antiseptique qui n'attaque pas le métal.

Pour ce qui est des avantages de la lampe de Kromayer, s'ils ne sont pas très nombreux, ils sont tellement importants et sérieux qu'on ne doit pas hésiter à choisir ce traitement. Nous le relaterons en quelques mots :

1° Tout d'abord, la très riche source de rayons ultraviolets, supérieure à toutes les autres, y compris la lampe de Finsen Reyn (Behring), pour l'action chimique qu'elle exerce;

2° La facilité de son utilisation et de son maniement;

3° L'absence totale de la douleur pendant et après l'irradiation;

4° Les bons résultats esthétiques et curatifs dans les cas où les autres méthodes n'ont donné que des insuccès ou des résultats imparfaits;

5° L'inocuité complète, momentanée ou ultérieure, par suite de l'absence de toute radio-dermite;

6° Les insuccès signalés paraissent tenir à des défauts de technique, ou à une insuffisance de traitement, ou encore à une constitution particulière du nævus.

INDEX BIBLIOGRAPHIQUE

Brocq (L.). — Traitement des dermatoses. 1898.

Broca. — *Physique médicale*, 1907.

Belot. — Traité de Radiothérapie. Steinheil, Paris, 1905.

Borst. — Die lehre von den Geschwülsten. Wiesbaden, 1902.

Bering. — De l'action des rayons lumineux violets et ultra-violets. *Med. naturw. Archiv.*, 15 juillet 1907.

Besnier (E.), Brocq (L.) et Jacquet (L.). — La Pratique dermatologique, 1900-1904.

Bordier et Nogier. — Action des radiations ultra-violettes. *Archives d'Electricité médicale*, 1909.

Bordier (H.), Morel (A.), et Nogier (Th.). — Recherches expérimentales sur la lampe à vapeur de mercure et en quartz. *Archives d'électricité médicale*, 1908.

Bordier. — Sur quelques résultats fournis par les radiations ultra-violettes. *Archives d'électricité médicale*, 1909.

Bergonié. — Les radiations au point de vue médical. *Archiv. d'électr. méd.*, 1904.

Colson. — Des taches vineuses et de leur traitement par les scarifications. Thèse de Paris, 1878.

Cornil et Ranvier. — Manuel d'histologie pathologique. 1884.

Costa (Jaime). — Etat actuel de la radiothérapie. *Archives d'électricité médicale*, 1904.

Dubreuilh. — Précis dermatologique, 1899.

Duhring. — Traité pratique des maladies de la peau, 1883.

Finsen. — La photothérapie, 1899.

Hallopeau (H.), et Lerrède (L.-E.). — Traité pratique de dermatologie, 1900.

HARDY. — Traité pratique et descriptif des maladies de la peau, 1886.

HEBRA. — Traité des maladies de la peau, 1872.

HEYMANN. — Erfahrungen mit der Quarzlampe. *Deutsche Med. Woch.* 1907, n° 42.

HOCHE. — Un cas de nævus vasculaire de la face traité par la lumière de la lampe à mercure. Société de médecine de Nancy. *Revue médicale de l'Est,* 15 juillet 1909.

— Communication sur l'usage de la lampe de Kromayer, à propos du rapport Nogier. Compte rendu du Congrès de Physiothérapie. Paris, mars 1910, p. 750).

HUGUES (Marie-Louis-Adrien). — Des nævi pigmentaires (taches de naissance, signes, envies), anatomie descriptive et microscopique, diag. pathog. et traitement, 1890.

HOLZKNECHT (Guido). — La Rœntgenthérapie. *Archives d'électricité médicale,* 1905.

JONQUEIERT (Edouard). — Traitement des nævi vasculaires, des nævi pigmentaires et des cheloïdes par le radium. Thèse de Paris, 1909.

KRAPOSI. — Leçons des maladies de la peau. (Traduct. Besnier et Doyon), 1881.

KROMAYER. — L'emploi de la lumière en dermatologie. *Berliner Klin. Woch.,* 1907.

— Sur la guérison des taches congénitales par la photothérapie et le radium, après expérimentation sur 40 cas. *Deutsche Medicinische Wochenschrift,* n° 7, 1910.

LEBERT. — Traité d'anatomie pathologique, 1857-1861.

LABOULBÈNE. — Nouvel élément d'anatomie pathologique, 1879.

LERREDE. — Thérapeutique des maladies de la peau, 1904.

LERAT. — Traité d'électricité médicale, 1910.

LEDUC (Stéphane). — Photothérapie profonde. *Archives d'électricité médicale,* 1904.

LELONG (Félix). — Etude des nævi dans leurs localisations et leurs rapports avec le système nerveux, notamment avec les métamères. Thèse de Paris, 1899.

MENEAU (J.). — L'acide carbonique liquide en dermatologie. *Gaz. des Hôpit.,* décembre 1911, p. 2103.

MORTON. — Thérapeutique par l'acide carbonique. *Annales de dermatologie et syphiligraphie,* 1910.

NOBELLE. — Essais comparatifs des différents modes de traitements. *Archives d'électricité médicale*, 1910.

NOGIER. — La production artificielle des rayons chimiques et les indications générales de leur emploi thérapeutique. (Rapport au IIIe Congrès de Physiothérapie). Paris, mars 1910.

RAYER. — Traité théorique et pratique des maladies de la peau, 1835.

RIST. — Sur les nævi. Pratique dermatolgique de Besnier, Brocq et Jacquet, 1900-1904.

SCHUCHT (Arthur). — Traitement du lupus et d'autres dermatoses par la lampe au quartz de Kromayer. *Zeitsch. f. m. Elek. und Röntgenkunde*, 1908, mars-avril.

THOMSON. — Les rayons Rœntgen en thérapeutique. *Archives d'électricité médicale*, 1910.

WETTERER. — Quelques observations sur la nouvelle lampe de quartz au mercure. *Archiv. d'électr. méd.*, 1907.

WIRCHOW. — Pathologie des tumeurs. (Trad. par Aronsohn), 1867-1876.

ZIEGLER. — Traité d'anatomie pathologique. (Traduct. par Augier, 8e édition), 1910.

TABLE DES MATIÈRES

———

Pages

AVANT-PROPOS 1

INTRODUCTION 4

CHAPITRE PREMIER

Définition et Classification 6

CHAPITRE II

Etiologie et Pathogénie................................. 10

CHAPITRE III

L'Hémangiome 13

CHAPITRE IV

Traitement 22

OBSERVATIONS 48

RÉSUMÉ ET CONCLUSIONS.................................. 70

INDEX BIBLIOGRAPHIQUE 75